Dr. Deepika Garg
Dr. Triveni M.G
Dr. D.S. Mehta

Genótipo Tipo II fimA de Porphyromonas gingivalis

Dr. Deepika Garg
Dr. Triveni M.G
Dr. D.S. Mehta

Genótipo Tipo II fimA de Porphyromonas gingivalis

Um marcador fiável da actividade da doença periodontal

ScienciaScripts

Imprint
Any brand names and product names mentioned in this book are subject to trademark, brand or patent protection and are trademarks or registered trademarks of their respective holders. The use of brand names, product names, common names, trade names, product descriptions etc. even without a particular marking in this work is in no way to be construed to mean that such names may be regarded as unrestricted in respect of trademark and brand protection legislation and could thus be used by anyone.

Cover image: www.ingimage.com

This book is a translation from the original published under ISBN 978-3-8443-0714-6.

Publisher:
Sciencia Scripts
is a trademark of
Dodo Books Indian Ocean Ltd., member of the OmniScriptum S.R.L Publishing group
str. A.Russo 15, of. 61, Chisinau-2068, Republic of Moldova Europe
Printed at: see last page
ISBN: 978-620-2-84105-4

Copyright © Dr. Deepika Garg, Dr. Triveni M.G, Dr. D.S. Mehta
Copyright © 2021 Dodo Books Indian Ocean Ltd., member of the OmniScriptum S.R.L Publishing group

Contents

Genótipo Tipo II *fimA* de *Porphyromonas gingivalis*
: Um marcador fiável da actividade da doença periodontal

Dra. Deepika Garg

Dr. Triveni M.G

Dr. D.S. Mehta

RECONHECIMENTO

"Sentir gratidão e não a expressar é como embrulhar um presente e não o dar".

-William Arthur Word

Por detrás de cada realização encontra-se uma grande contribuição daqueles sem os quais nunca poderia ter sido alcançada. Aproveito esta oportunidade para revelar a minha sincera gratidão impressa no fundo de mim ...

Gostaria de agradecer a ajuda da suprema mão invisível que é responsável por todas as bênçãos nesta viagem chamada vida.

Uma família como a minha é um tesouro que não se pode apreciar por palavras. Estou grato a todos os poderosos por me terem dado este presente especial. O quanto eu digo é menos pelo que eles fizeram por mim. Gostaria de lhes agradecer por acreditarem sempre em mim e por terem confiança em mim quando eu próprio perdi o meu.

Reconheço a minha devoção, humilde gratidão e sincero agradecimento ao meu Professor, Dr. GAYATHRI G.V. M.D.S. pelas suas valiosas sugestões; apoio e encorajamento. Agradecimentos especiais à minha amiga Dra. Neha pela sua orientação contínua ao longo deste projecto.

Gostaria de agradecer sinceramente a todos os meus pacientes, que participaram neste estudo, sem os quais este projecto teria ficado em segundo plano.

Finalmente, estou grato à LAMBERT Academic Publishing por ter publicado o meu trabalho.

Dra. Deepika Garg

CONTEÚDO

LISTA DE NÚMEROS

LISTA DE NÚMEROS

Amp	Ampere
Bp	Basepair
CEJ	Junção do Esmalte Cemento
CAL	Nível de Anexação Clínica
CD	Cluster da diferenciação
Da	Dalton
ADN	Ácido desoxiríribo-nucleico
DNTPs	Trifosfatos de desoxinucleósido
EDTA	Etileno Diamino Ácido tetraacético
IG	Índice Gengival
HS	Altamente significativo
IL	Interleukin
IOPA	Radiografia Periapical Intra-oral
KDa	Kilo Dalton
LPS	Lipopolissacarídeo
MM	Milli mole
NS	Não significativo
PGR	Orthopantomogram
PCR	Reacção em cadeia da polimerase
PD	Profundidade de apalpação
PI	Índice da placa
PPD	Profundidade da bolsa de apalpação
Rpm	Rotação por minuto
RNA	Ácido Ribonucleico
SBI	Índice de Sangramento Sulcus
SD	Desvio padrão
TE	TrisEDTA
T2DM	Diabetes Mellitus Tipo 2
UV	Ultra Voilet

CAPÍTULO 1

<u>INTRODUÇÃO</u>

As doenças periodontais são infecções multifactoriais provocadas por um complexo de espécies bacterianas que interagem com os tecidos e células hospedeiras causando a libertação de uma vasta gama de citocinas inflamatórias, quimiocinas, e mediadores químicos da inflamação, algumas das quais desempenham um papel crucial na perda de tecido conjuntivo, bem como no suporte do osso alveolar. [1]

A cavidade oral é o lar de um menagerie de espécies bacterianas. Identificar os organismos patogénicos dentro desta comunidade complexa é uma tarefa formidável, dado que a microbiota está continuamente em fluxo, as espécies patogénicas podem existir na ausência de doença, e alguns agentes patogénicos podem operar apenas dentro de um consórcio de espécies ou podem requerer a ausência de certos organismos benéficos. [2]

No entanto, surgiu uma associação consistente entre *Porphyromonas gingivalis* e manifestações graves de doenças periodontais. [3] *P. gingivalis,* uma bactéria negra pigmentada de Gram negativo, estritamente anaeróbia, há muito que está implicada como um agente etiológico importante no aparecimento e progressão da periodontite crónica destrutiva. [4]

Deve notar-se que a presença de patogénios periodontais é necessária, embora não suficiente para o desenvolvimento da doença, uma vez que o papel da resposta inflamatória do hospedeiro parece ser o determinante crítico para a susceptibilidade e severidade, especialmente em indivíduos sistemicamente comprometidos, tais como doentes com diabetes mellitus (DM). [5,6]

As provas acumuladas mostram uma elevada incidência e gravidade da doença periodontal em pacientes T2DM, em comparação com os controlos não DTM. [7,8] A periodontite grave coexiste frequentemente com a diabetes e é considerada a sexta complicação da doença,[9] uma vez que tanto os doentes com diabetes mellitus tipo 1 como tipo 2 apresentam um risco três a quatro vezes maior de periodontite. [7]

P. gingivalis são espécies não móveis, asacarolíticas coccobacilli exibindo colónias lisas e elevadas. Exibe uma série de factores de virulência, incluindo as aderências fimbriais, lipopolissacarídeo (LPS), cápsula, colagenase, e cisteína proteinases com actividade semelhante à tripsina. [10]

A aderência bacteriana às superfícies da mucosa e dos dentes, bem como a coagregação bacteriana, são passos essenciais para a colonização de várias espécies de bactérias orais. [11] As fimbriae são apêndices semelhantes a cabelos, estão envolvidas na maioria das propriedades de aderência exibidas por *P. gingivalis,* ou seja, as interacções com moléculas salivares, células epiteliais orais e outras bactérias orais, portanto, são consideradas como factores críticos de virulência. [12]

As fimbriae de *P. gingivalis* foram classificadas em seis genótipos (I-V, e Ib), com base na diversidade genómica do gene *fimA* que codifica a fimbrilina, uma proteína estrutural subunitária de fimbriae e um importante factor de virulência de *P. gingivalis*. [13] A maioria dos estudos clínicos concorda que o tipo I *fimA* é o tipo mais prevalecente nos adultos saudáveis, seguido pelo tipo III enquanto que o tipo II *fimA* é o tipo mais predominante nos doentes com periodontite, seguido pelo genótipo Ib. [13,14,15,16]

Tem sido relatado que os perfis microbianos de amostras de placas subgengivais de indivíduos com periodontite crónica em diferentes localizações geográficas mostraram diferenças surpreendentemente marcadas. [17] Assim, à luz dos factos acima referidos, o presente estudo foi realizado na população de Davangere para identificar o genótipo tipo II *fimA* de *Porphyromonas gingivalis* em periodontite crónica saudável, com e sem diabetes mellitus.

CAPÍTULO-2
<u>OBJECTIVOS</u>

Os objectivos do presente estudo são:

1. Para determinar a presença de *Porphyromonas gingivalis* em periodontite crónica saudável com e sem diabetes mellitus.
2. Identificar o genótipo específico tipo II *fimA* de *Porphyromonas gingivalis* em periodontite crónica saudável com e sem diabetes mellitus.
3. Para determinar a prevalência de genótipo específico tipo II *fimA* de *Porphyromonas gingivalis* em periodontite crónica saudável com e sem diabetes mellitus.

A periodontite, uma das doenças infecciosas mais comuns observadas nos seres humanos, é uma doença inflamatória crónica dos tecidos moles que suportam os dentes, que em casos graves, leva à perda dos dentes. [6] O gatilho para o início da doença é a presença de biofilmes microbianos complexos que colonizam as regiões sulculares entre a superfície do dente e a margem gengival através de interacções específicas de aderência e acumulação devido a alterações arquitectónicas no sulco (ou seja, perda de fixação e formação de bolsas. [1]

Embora um grande número de espécies diferentes tenham sido reconhecidas como membros do ambiente periodontal, reconhece-se agora que não são estes grandes números de bactérias (carga bacteriana) que resultam na progressão biológica da doença periodontal para a saúde (a hipótese da placa não específica), mas parece ser o estabelecimento e crescimento de muito poucas espécies bacterianas entre as 300 ou mais espécies bacterianas diferentes propostas residentes no nicho subgengival que são periodontopáticas (a hipótese da placa específica). [18]

Entre estes putativos agentes patogénicos periodontais encontram-se: *Aggregatibacter actinomycetemcomitans, Fusobacterium nucleatum, Bacteroides forsythus, Campylobacter rectus, Prevotella intermedia, Treponema denticola* oral, *Treponema pectinovorum, Treponema vincentii, Selenomonas sputigena, Eikenella corrodens* e *Porphyromonas gingivalis.* [18]

Mais do que provável, nenhuma destas espécies é capaz de todos os eventos destrutivos envolvidos nos eventos inflamatórios e destruição biológica do tecido hospedeiro e osso observados na progressão da doença periodontal, mas o processo requer uma interacção integrada e orquestrada de membros seleccionados desta ecologia periodontal. [18]

A *Porphyromonas gingivalis tem* sido considerada há muito tempo um membro importante da microbiota periodontopática envolvida na progressão da doença periodontal e na destruição de ossos e tecidos. [19] O organismo está essencialmente ausente durante a saúde periodontal, e durante a progressão da doença até à periodontite pode atingir uma percentagem muito significativa da microbiota patogénica. O regresso à saúde oral resulta na ausência ou redução do número de *P. gingivalis* no ambiente gengival. Enquanto outros membros do nicho periodontopático refluxo e fluxo em função da saúde oral, *P. gingivalis*, devido à sua capacidade in vitro de produzir um número significativo de potenciais moléculas de virulência, é considerado um patogénico importante nesta progressão da saúde para a doença. [18]

A investigação clínica e científica básica ao longo das últimas décadas conduziu a uma melhor compreensão e apreciação da complexidade e patogénese das doenças periodontais.

Talvez a mudança mais significativa na nossa compreensão da patogénese da periodontite é que a resposta do hospedeiro varia entre indivíduos e que uma resposta imunitária insuficiente do hospedeiro ou uma resposta imunitária exagerada do hospedeiro ao patogénio bacteriano pode levar a formas mais graves da doença. [20]As doenças endócrinas como a diabetes e as flutuações hormonais que estão associadas à puberdade e à gravidez são exemplos bem conhecidos de condições sistémicas que afectam negativamente a condição do periodonto. A diabetes mellitus é uma doença extremamente importante do ponto de vista periodontal. É uma doença metabólica complexa, caracterizada por hiperglicemia crónica. As mudanças mais marcantes na diabetes não controlada são a redução dos mecanismos de defesa e o aumento da susceptibilidade a infecções, levando a doenças periodontais destrutivas. [20]

Bacteróides do TAXÃO

Primeiro os asacarolíticos, *Bacteroides* pigmentados foram considerados como um único táxon homogéneo, *Bacteroides melaninogenicus* subsp. *asaccharolyticus.* Como foi reconhecido o significado clínico destes microrganismos na cavidade oral, foram realizados extensos estudos taxonómicos. [21]A heterogeneidade foi primeiramente demonstrada entre estas bactérias através de estudos das suas composições de base de ácido desoxirribonucleico (ADN) e polimorfismo enzimático, e foram relatadas duas regiões de variação. [22] Como resultado destes estudos sobre as estirpes asacarolíticas pigmentadas, o grupo contendo estirpes com elevado teor de guanina-plus-cytosina (G+C) (52 a 54 mol%) e uma malato desidrogenase (MDH) de migração electroforética rápida foi reclassificado como uma nova espécie, *Bacteroides asaccharolyticus.* [22,23] Outras diferenças entre *B. asaccharolyticus* e o grupo de estirpes com baixo teor de G+C (46 a 48 mol%) e uma MDH de migração lenta foram reveladas por uma análise dos seus lípidos. As estirpes de *B. asaccharolyticus* possuem níveis muito elevados de ácido 13-metil- tetradecanóico (ácido iso-$C15_{:0}$) e menaquinonas com 10 unidades de isopreno (MK-10), enquanto que o grupo de estirpes com baixo teor de G+C contém níveis significativamente mais baixos de ácidos gordos iso-$C15_{:0}$ e menaquinonas com nove unidades de isopreno (MK-9). [24] Este último grupo de estirpes foi subsequentemente reclassificado como *Bacteroides gingivalis*. Acredita-se geralmente que a maioria das estirpes de *Bacteroides* pigmentadas negras orais, asacarolíticas, pertencem a *B. gingivalis,* enquanto que a maioria dos isolados não orais ou clínicos são estirpes de *B. asaccharolyticus.* [21] Uma terceira espécie asacarolítica, *Bacteroides endodontalis,* foi isolada dos canais radiculares dentários infectados. Fenotípicamente, a *B. endodontalis* parece estar mais estreitamente relacionada com a *B. asaccharolyticus* do que com a *B. gingivalis.* [25]

B. asaccharolyticus, B. gingivalis, e B. endodontalis são não-fermentativos e utilizam substratos azotados como a Trypticase e Proteose Peptone como fontes de energia. Os produtos finais metabólicos destes substratos incluem níveis significativos de ácido n-butírico, para além de outros ácidos gordos voláteis. [21] Ao contrário de outros membros do género *Bacteroides,* que contêm predominantemente ácido metil-tetradecanóico (ácido anteiso-C15:0) como o seu ácido gordo de cadeia longa, as espécies asacarolíticas pigmentadas contêm principalmente ácido 13-metil-tetradecanóico (ácido iso-C15:0). Estes últimos taxa também contêm MDH e glutamato desidrogenase mas diferem das espécies do tipo do género *Bacteroides B. fragilis,* na falta de enzimas da via hexose monofosfato shunt-pententose fosfato (ou seja glucose-6-fosfato desidrogenase, 6-fosfogluconato desidrogenase). [26, 27] Todas as espécies asacarolíticas e pigmentadas examinadas até agora têm composições de base de ADN dentro do intervalo de 46 a 54 mol% G+C. Estes taxa também diferem de outras espécies de *Bacteroides* estudadas na ausência de ácido diaminopimélico nas suas paredes celulares. [22, 28]

Com base nesta heterogenicidade, Shah & Collins propuseram *que o* género Bacteroides fosse dividido nos 3 géneros seguintes: [21, 29, 30]

Bacteroides **sensu stricto**: constituído por espécies sacarolíticas não pigmentadas, tais como espécies tipo, *B.fragilis* e seus parentes.

1. *Prevotella:* consiste em espécies moderadamente sacarolíticas, sensíveis à bílis, predominantemente orais como *P.intermedia* e *P.melaninogenica.*

2. *Porphyromonas:* consistindo em espécies asacarolíticas, pigmentadas de preto como *P.gingivalis* e *P.asaccharolytica.*

DESCRIÇÃO DO GÊNERO *Porphyromonas18* (Por. phy. ro.mo'nas. Gr. adj. porphyreos purple; Gr. n. monas unit; N. L. fem.n. Porphyromonas porphyrin cell).

As espécies do género Porphyromonas (Quadro 1) foram isoladas das cavidades orais de humanos, cães, gatos e primatas não humanos. Os membros do género são 0,5-0,8 por 1,0-3,5 de diâmetro da urna e são obrigatoriamente anaeróbicos, não formadores de esporos, varas não móveis. Também têm sido descritos como cocco-bacilos, dependendo da fase de crescimento a partir da qual são examinados.

Característica do género é a produção de grandes quantidades de protótipos associados às células. Quando cultivados com carboidratos complexos (excepto o asacarolítico *P. gingivalis*) e proteínas, os principais produtos finais de fermentação são n-butyrate, propionato e acetato. Estes produtos finais são responsáveis por grande parte do malodor associado às infecções orais. Enquanto várias das estirpes possuem significativa actividade proteolítica (ou seja, *P. gingivalis* e *Porphyromonas macacae),* as outras estirpes são relativamente não-proteolíticas.

Quadro 1. Nomes actuais, sinónimos, ou posição taxonómica do género Porphyromonas31

Nome actual	Sinónimo e/ou posição taxonómica
Porphyromonas asaccharolytica	*Bacteroides asaccharolyticus, Bacteroides melaninogenicus* subespécie *asaccharolyticus*
Porphyromonas cangingivalisa	
Porphyromonas canorisa	
Porphyromonas cansulci a	
Porphyromonas catoniae	*Oribaculum catoniae*
Porphyromonas ciccunidenlacia	
Porphyromonas crevioricanisa	
Porphyromonas endodontalis	*Bacteroides endodontalis*
Porphyromonas gingivalis	*Bacteroides gingivalis*
Porphyromonas gulaea	*P. gingivalis* (estirpes catalítico-positivas)
Porphyromonas gingivicanisa	
Porphyromonas leviia	*Bacteroides levii, B. melaninogenicus* subespécie *levii*
Porphyromonas macacaea	*Bacteroides macacae, Porphyromonas salivosa*

Porphyromonas gingivalis

P. gingivalis parece desempenhar um papel significativo na progressão da periodontite crónica. De facto, Darveau et al. classificaram este pequeno anaeróbio gram-negativo, pigmentado de preto como um patogénico periodontal de boa fé. [32]

Características culturais: Os membros das espécies *P* gingivalis são não móveis, asacarolíticos, obrigatoriamente anaeróbicos coccobacilli exibindo colónias lisas e elevadas. Quando cultivadas numa superfície de ágar sangue, as colónias são inicialmente de cor branca a creme. Com o tempo (4-8 dias) estas colónias escurecem da sua borda em direcção ao centro e uma cor vermelho profundo a preto, que se correlaciona com a concentração de produto final metabólico do sangue (Protoheme). [18] (Fig. 1)

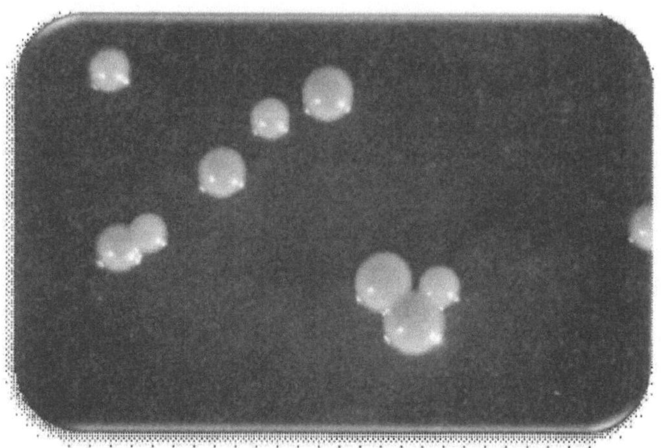

**Fig 1: Morfologia cultural de uma cultura pura da linhagem *Porphyromonasgingivalis numa*
placa de petri de ágar-sangue não específica**

Estrutura da parede celular gram-negativa18

Em comparação com a parede celular gram-positiva bacteriana, a "parede celular" das bactérias gram-negativas é uma estrutura complexa com várias camadas (Fig. 2). Devido à sua construção multicamadas, de pele de cebola, é geralmente referida como o envelope celular. O envelope celular consiste na membrana citoplasmática interna, um fino peptidoglicano, a que está ligada a membrana externa assimétrica. A membrana externa contém o complexo lipopolissacarídeo, lipoproteínas e proteínas periféricas e de transporte. Estas últimas proteínas ligam a membrana externa ao peptidoglicano e fornecem integridade estrutural ao envelope celular.

As proteínas de porco fornecem um mecanismo de transporte para o movimento de proteínas seleccionadas (aproximadamente 600 Da) para dentro e para fora da célula. Na maioria das bactérias gram-negativas, a superfície da membrana externa é coberta por numerosas finas e curtas fíbricas, e se móveis, por uma flagela longa e espessa. Lipopolissacarídeos e hemaglutininas estão intimamente associados à membrana exterior.

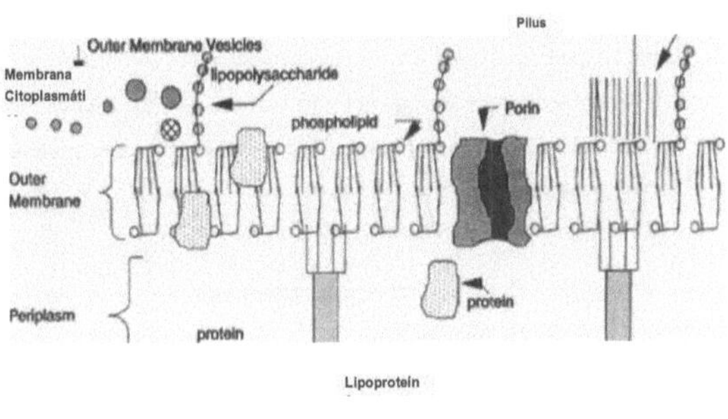

Fig 2: Estrutura da parede celular de Gram negativo

Estirpes de *P.gingivalis*

Muitas estirpes de *P. gingivalis* foram classificadas como ou avirulentas/não-invasivas (tais como as estirpes ATCC 33277, 381, 2561, e HG1694) ou virulentas/invasivas (ATCC 53977, A7A2-10, HG1690, e W83). [33-36] Embora os factores que regulam a expressão da ssvirulência em *P. gingivalis* não tenham sido claramente elucidados, as estirpes encapsuladas parecem ser mais virulentas e invasivas. Seis serogrupos (tipos de antigénio K-; K1 a K6) de *P. gingivalis*, baseados em antigénios capsulares ligados à patogenicidade em modelos animais, são actualmente reconhecidos. [37-39]

<u>Factores de virulência de *P. gingivalis*</u>

O termo virulência é geralmente definido como a capacidade relativa de um organismo de causar doenças ou de interferir com uma função metabólica ou fisiológica do seu hospedeiro. A palavra deriva do latim, "virulentus", ou cheio de veneno. Assim, virulência refere-se à capacidade de um micróbio de expressar patogenicidade (por exemplo, virulento), que é contrastada com organismos não patogénicos ou avirulentos. [1]

Observações recentes revelaram que os factores de virulência são melhor descritos como moléculas que resultam no estabelecimento e manutenção de uma espécie associada com ou dentro dos limites de um hospedeiro. Para que um potencial factor de virulência exerça os seus efeitos sobre um hospedeiro, a bactéria deve primeiro encontrar 17 um nicho ecológico apropriado dentro desse hospedeiro (ou local de actividade), estabelecer-se, e eventualmente crescer e multiplicar-se. A aderência de uma bactéria ao seu hospedeiro ou a outros organismos residentes no hospedeiro é um primeiro passo essencial na colonização e patogenicidade. A colonização dos tecidos do hospedeiro é realizada por uma variedade de factores de virulência putativos, incluindo fimbriae, ácidos lipoteicos, lipopolissacáridos, exopolissacáridos, proteínas da membrana externa, e vesículas da membrana externa. [18]

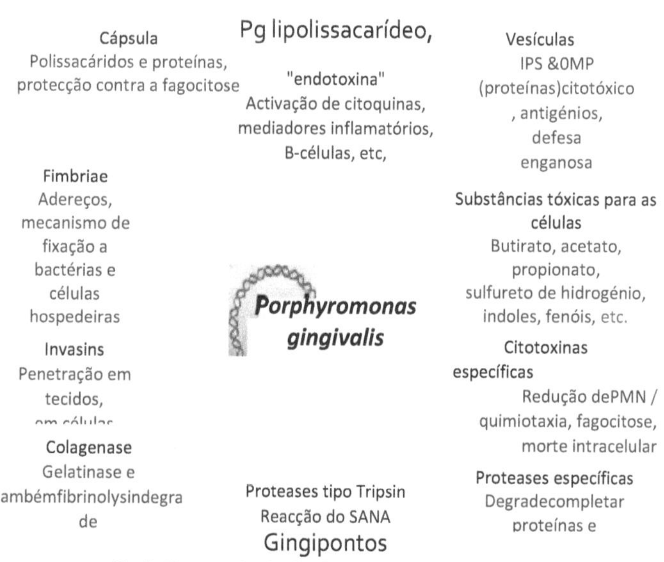

Fig 3: Factores de virulência de *P. gingivalis*

A. CAPSULE

A presença de uma cápsula em *P. gingivalis* tem sido considerada um importante factor de virulência anti-fagocitário. O exame microscópico electrónico de várias estirpes de P. *gingivalis* por coloração vermelha de ruténio (para a presença de mucopolissacáridos ácidos) e coloração de rotina de acetato de chumbo revelou a presença de uma camada densa de electrões externa à membrana externa. Esta camada de coloração vermelha densa de ruténio de electrões é a cápsula de polissacarídeo. [18]

Função Biológica

Existe uma forte relação entre a extensão do encapsulamento de *P. gingivalis* e várias funções biológicas importantes que poderiam ter um efeito significativo na sua capacidade de funcionar como um patogénico oral.

- As estirpes altamente encapsuladas de *P gingivalis* apresentam uma diminuição da auto-aglutinação, densidades flutuantes mais baixas e eram mais hidrofílicas do que as estirpes menos encapsuladas. [34, 40]
- O aumento do encapsulamento foi também correlacionado com o aumento da resistência à fagocitose, resistência do soro, e diminuição da indução de quimioluminescência leucocitária polimorfonuclear. [34,41,]

A tendência decrescente para as estirpes altamente encapsuladas serem fagocitadas foi proposta devido ao aumento da hidrofilicidade das estirpes e à sua menor capacidade de activar a via alternativa do complemento. [34]

A. PROTEÍNAS DA MEMBRANA EXTERIOR

A análise electroforese em gel de dodecyl sulfato de sódio-poliacrilamida (SDS-PAGE) de proteínas extraídas da membrana externa revela que a membrana externa é composta por um complexo de proteínas com peso molecular entre 20 e mais de 100 kDa. [18]

- Mihara & Holt purificaram uma proteína 24-kDa a partir de vesículas da membrana externa da estirpe W50 de P. gingivalis e observaram que a proteína purificada era capaz de estimular os fibroblastos gengivais humanos incorporados à timidina. Devido à sua significativa capacidade estimuladora de fibroblastos, esta proteína de 24-kDa foi designada como "factor activador de fibroblastos". A proteína era também capaz de funcionar como um factor de proliferação celular para várias células eucarióticas e de estimular a reabsorção óssea. [42-44]
- *P. gingivalis* também produz uma proteína de 75-kDa da membrana externa principal que existe como um oligómero de alto peso molecular. Esta proteína da membrana externa foi também determinada como sendo um dos antigénios imunodominantes do organismo. [45, 46] Embora a função exacta desta proteína de membrana externa não tenha sido determinada, Watanabe et al. descobriram que a proteína pode estimular a activação policlonal das células B e pode provocar a produção de interleucina-1 (IL-1) a partir de macrófagos peritoneais de ratos. [47]

B. LIPOPOLISSACARÍDEO

A membrana externa das bactérias gram-negativas é assimétrica, cujo folheto exterior contém o lipopolissacarídeo. O lipopolissacarídeo é uma molécula muito grande, com estimativas que variam entre 10 kDa e maiores. O seu carácter anfipático é resultado de uma extremidade da molécula, a extremidade hidrofílica que consiste no polissacarídeo ou antigénio O específico (somático), que é exposto ao ambiente na superfície exterior da membrana exterior, e a região do núcleo, enterrada no interior do folheto exterior que liga o *antigénio O* à extremidade hidrofóbica da molécula ou lipídio A. Este lípido complexo está incorporado na porção lipídica do folheto exterior da membrana. [18]

Propriedades biológicas: A dissecção química do lipopolissacárido nas suas partes componentes (antigénio O, núcleo, lipídio A) permitiu a determinação dos componentes biologicamente activos da molécula mãe. A actividade endotóxica está confinada ao lípido A, enquanto que a actividade imunobiológica significativa está contida no antígeno O. [18]

P. *gingivalis* lipopolissacarídeo não é capaz de activar células não mielóides, e é significativamente menos eficaz que o lipopolissacarídeo entérico na activação de células mielóides. Parece que esta incapacidade de P. *gingivalis* lipopolissacarídeo para estimular as células mielóides se deve à sua capacidade aproximadamente 100 vezes inferior de ligar a proteína ligadora de lipopolissacarídeos. [48, 49]

Os lipopolissacáridos de P. *gingivalis* são quimicamente diferentes dos encontrados nos lipopolissacáridos entéricos bem estudados e de referência. Estas diferenças químicas e estruturais reflectem mais do que provavelmente as diferenças funcionais entre as duas moléculas e podem estar relacionadas com o seu papel na patogénese da doença periodontal. A baixa actividade biológica de P. *gingivalis,* especialmente a sua muito baixa endotoxicidade, pode reflectir a capacidade dos organismos de colonizar e crescer em tecido estéril, não detectada pelo hospedeiro.

C. FIMBRIAE BACTERIANA

Estrutura: Um grande número de bactérias, especialmente as espécies gram-negativas, associadas ao hospedeiro, associaram à sua superfície numerosos apêndices finos e rectos. Estas estruturas, que foram inicialmente relatadas em membros das *Enterobacteriaceae,* foram originalmente referidas como pili e demonstraram ser importantes na aglutinação de glóbulos vermelhos. Estas pili são agora mais correctamente referidas como fimbriae, as quais descrevem o seu carácter de pêlo fino e fino. [18]

As fimbriae, tanto das bactérias não morais como das outras gram-negativas prokaryotes, são de tamanho uniforme, tendo aproximadamente *3* a 25 nm de diâmetro, e *3* a 25 pm de comprimento. Observou-se que algumas fíbricas têm até 20 mm de comprimento. Embora o seu tamanho geral se mantenha relativamente constante, a sua distribuição pela superfície bacteriana varia. Várias espécies bacterianas foram observadas como tendo tão poucas como 10 fimbriae por célula, enquanto outras têm até 1000.[18] Duas classes principais de fimbriae foram descritas; [18]

- **Fimbriae específicas do tipo:** aquelas que estão envolvidas na interacção com outras bactérias e células de mamíferos (adhesins) e, na aderência a superfícies celulares macias e duras.

- **F ou Sex-pili:** aqueles envolvidos na conjugação bacteriana. Estas fimbriae são muito mais longas e flexíveis do que as fimbriae específicas do tipo e função na transferência de ADN entre células.

P. gingivalis **Fimbriae:**

Distribuição e aspectos estruturais:

As estirpes de *P. gingivalis* possuem numerosas fíbricas que se observam como sendo apêndices encaracolados e de fio único, dispostos peritrichamente emergindo da superfície celular dos organismos por microscopia electrónica. [18] (Fig.4)

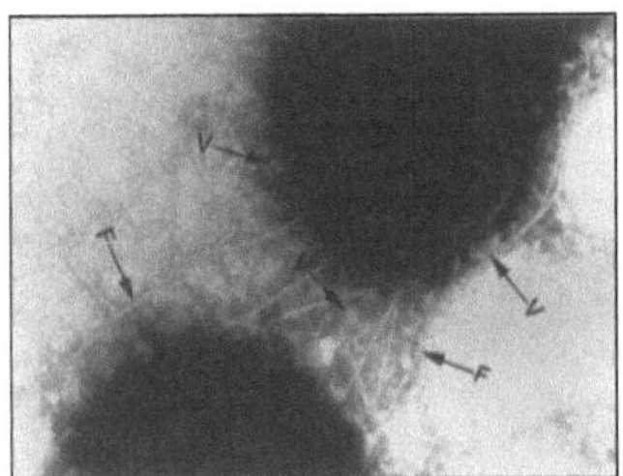
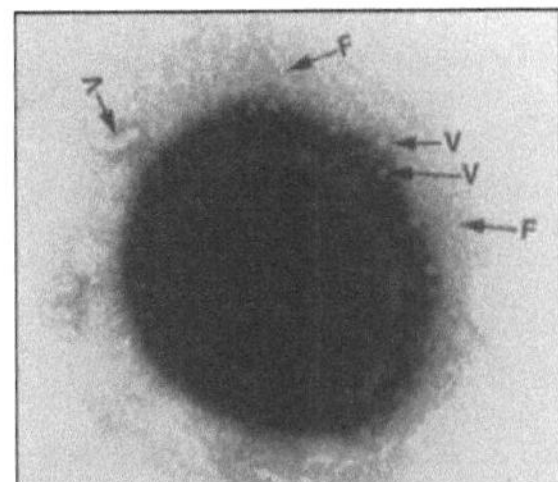

Fig 4 (a, b): Fotomicrografias electrónicas de transmissão de superfícies celulares negativamente coradas de *Porphyromonas gingivalis* da estirpe ATCC 33277. Numerosas fibrilhas finas ou fimbriae (F) emergem da superfície das células. As fimbriae têm um diâmetro uniforme; contudo, o seu comprimento varia. Numerosas vesículas da membrana externa (V) são vistas como associadas à superfície da membrana externa ou livres no fundo. [18]

Estas estruturas têm sido isoladas, purificadas e examinadas tanto quimicamente como estruturalmente. As fimbriae são constituídas por proteína monoamericana (subunidade) denominada fimbrillin. A solubilização SDS para as subunidades monoméricas (fimbrillin) resultou na formação de um polipéptido que migra para um peso molecular de aproximadamente 17 kDa. [50-54] As fimbriae nativas são constituídas por pelo menos 1000 subunidades de proteínas (subunidades de fimbrillin). O sexo ou pili "F" não foram descritos em nenhuma das estirpes de *P. gingivalis* até agora estudadas. [18]

Lee et al. compararam diversidades de tamanho e sequência de amino terminal de fimbrillins de várias estirpes de *P. gingivalis*; diferiam em pesos moleculares que variavam entre 40,5 a 49 kDa e foram classificados em quatro tipos (tipos 1 a 4) com base nas sequências de amino terminal das fimbrillins. Algumas estirpes tais como W50, W83 e AJW5 são mal fimbriatizadas. [50 tipos] de fimbriae de *P. gingivalis, tais como* 381, ATCC 33277 e HG565, parecem possuir as capacidades adesivas mais significativas para

21

tecidos hospedeiros e componentes salivares. [54] Recentemente, foi descrito outro tipo de fimbriae chamado **fimbriae menor**,[55] mas a sequência de amino terminal da proteína é idêntica a uma proteína da membrana externa maior anteriormente relatada. [52, 56]

Fimbriae maior de *P. gingivalis*

Fimbriae principais foram determinados pela primeira vez em 1984 por Yoshimura et al. [52] Eles são reconhecidos como um factor crítico de virulência influenciando o início e a progressão da doença. [12] Estes são componentes filamentosos na superfície celular e a sua proteína subunitária, a fimbrilina (FimA), alegadamente actua nas interacções bacterianas com os tecidos hospedeiros, mediando a adesão e colonização bacteriana em locais alvo. As principais fimbriae são capazes de se ligar especificamente e activar várias células hospedeiras tais como células epiteliais humanas, células endoteliais, células do baço e monócitos do sangue periférico, resultando na libertação de citocinas incluindo interleucina-1 (IL-1), IL-6, IL-8, e factor-a de necrose tumoral (TNF-a), bem como moléculas de adesão celular incluindo a molécula de adesão intercelular 1 (ICAM-1), molécula de adesão celular vascular 1 (VCAM-1), e P- e E-selectinas. Além disso, foi demonstrado que *P. gingivalis* major fimbriae é necessária para a invasão bacteriana das células hospedeiras. [57]

Variações clonais das principais fimbriae em relação à virulência bacteriana

As variações clonais das principais fimbriae (FimA) e o gene *fimA* que codifica a proteína FimA entre estirpes de *P. gingivalis* foram estudados em relação à diversidade da virulência bacteriana. Lee et al. primeiro relataram a variação das proteínas FimA e dividiram várias estirpes de *P. gingivalis* em quatro tipos com base nas suas sequências de aminoácidos N-terminais. [50] genes de *P. gingivalis fimA* foram ainda classificados em seis variantes (tipos I a V, e Ib) com base nas sequências de nucleótidos. Notou-se que a variação clonal dos genes de *fimA* pode ter uma relação com traços virulentos. [14, 58,59]

As estirpes avaliadas como virulentas/invasivas consistiram num grande número de estirpes do tipo II *fimA*, tais como ATCC 53977, A7A2-10, HG1690, HG184, e HW24D1, e estirpes do tipo IV *fimA* incluindo W50, W83, e 9-14K-1. Em contraste, as características avirulentas foram expressas por estirpes do tipo I *fimA* como ATCC 33277, 381, 2561, 1432, e 1112. [57]

Prevalência de genótipos específicos de fimbriae e estado de saúde periodontal

Foi desenvolvido um ensaio sensível de reacção em cadeia da polimerase utilizando conjuntos de iniciadores específicos do tipo *fimA* para diferenciar os seis tipos de genes do *fimA* encontrados nos organismos em amostras de saliva e placa dentária. [13,14,60] Usando esse método, foi pesquisada a distribuição de *P. gingivalis* em termos de diversidade genómica do gene *fimA* em pacientes com periodontite e adultos periodontalmente saudáveis. A maioria dos 22

Verificou-se que os pacientes eram portadores de organismos do tipo II *fimA*, seguidos do tipo IV, e a ocorrência de organismos do tipo II *fimA* aumentou significativamente com formas mais graves de periodontite. [60] Em contraste, o tipo mais prevalente de *P. gingivalis de fimA* nos adultos saudáveis era o tipo I. [13]

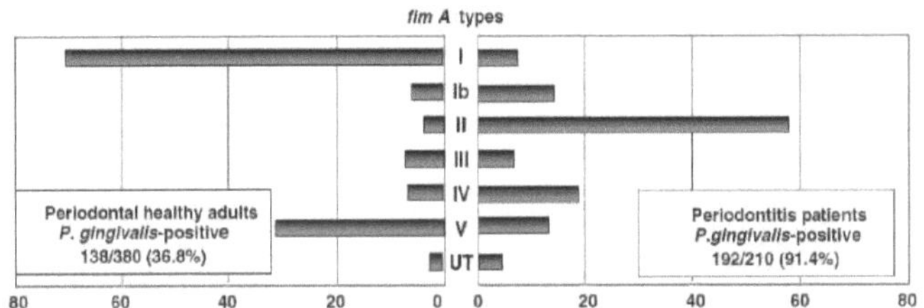

Fig. 5 Prevalência dos tipos *Porphyromonas gingivalis fimA* em populações de periodontite e não periodontite. [57]

Minor fimbriae de *P. gingivalis*

Em 1996, Hamada et al55 encontraram uma estrutura secundária denominada fimbriae menor e mostraram ser fimbriae curta como apêndices num *fimA* (maior fimbria-deficiente) mutante da estirpe ATCC 33277. Uma proteína de uma subunidade de uma fímbria menor (Mfa1) que codifica o gene mfa1 mostrou ser diferente em tamanho (67 kDa em contraste com 41 kDa de subunidade de fimbria maior) e antigenicidade da de uma fímbria maior. [55, 61,62] Embora um mutante de fimA revelasse uma redução significativa do potencial adesivo à hidroxiapatite revestida de saliva, células epiteliais gengivais, e fibroblastos, bem como a capacidade de adsorção óssea, num modelo de ratazana infectada oralmente,[11] fimbriae menores purificadas de *P. gingivalis* ATCC 33277 marcadamente induzidas IL-1a, IL-ie, IL-6, e TNF - uma expressão de citocinas em macrófagos peritoneais de ratazana. [61]

Propriedades biológicas de *P. gingivalis* fimbriae:

Há fortes evidências de que estes apêndices finos, semelhantes a cabelos, são capazes de se ligar a uma variedade de componentes hospedeiros, incluindo células epiteliais, fibroblastos, macromoléculas salivares humanas, hemoglobina, e matriz extracelular. Fimbriae purificadas, fimbriae recombinantes e péptidos sintéticos, baseados na região de codificação do *fimA,* são eficazes na prevenção da ligação de células *P. gingivalis* à hidroxiapatita revestida de saliva. [63,64 Com] base em experiências com a fimbrilina recombinante, a estatherina das proteínas salivares e a proteína rica em prolina salivar de salivares submandibulares e sublingual-salivares foram propostos componentes como proteínas receptoras de fimbriae para fazer a ponte entre as fimbriae e a superfície do dente. [65]

As fimbriae intactas, subunidades de fimbrillin ou péptidos sintéticos de *P. gingivalis* foram também capazes de provocar várias respostas biológicas importantes associadas às hospedeiras que poderiam resultar em efeitos nocivos *in vivo*. Todas as três estruturas do fimbrial eram capazes de estimular a produção de fibroblasto - factor de activação de timócitos derivados de fibroblastos gengivais humanos, IL-1, factor quimiotáctico de neutrófilos KC, e factor de necrose tumoral-a de macrófagos peritoneais de ratos e IL-6, IL-8 e factor de necrose tumoral-a em monócitos do sangue periférico humano. [18]

As fimbriae também funcionavam como adjuvantes, além de serem capazes de estimular a activação mitogénica e policlonal das células B em esplenócitos de ratinhos. Uma característica importante das *P. gingivalis* fimbriae era a sua capacidade quimiotáxica. Esta capacidade de sentir estímulos hospedeiros poderia ter um efeito significativo na formação de uma lesão inflamatória, bem como na progressão da destruição do tecido periodontal e ósseo. As fímbrias são também altamente imunogénicas, provocando uma resposta tanto de anticorpos como de células mediadas em soro e saliva. [18]

Exame genético da formação *gengivalis* fimbrial *P*

Dickinson et al. clonaram e sequenciaram o gene que codifica a subunidade fimbrillin, *fimA*, de *P. gingivalis* 381.[66] Existe uma heterogeneidade considerável no *fimA* entre as várias estirpes de *P. gingivalis* e uma vez que apenas uma cópia do gene *fimA* é encontrada no cromossoma, a variação do gene fimbrillin é mais provável devido a eventos mutacionais e/ou troca genética entre estirpes e não devido à variação antigénica das fíbricas dentro da estirpe. Até à data, não foi identificada qualquer variação da fase de fimbrilina dentro de uma estirpe de *P. gingivalis*. [18]

Proteínas não prejudiciais

Recentemente, foi investigado o papel de várias outras proteínas de *P. gingivalis*, não associadas à superfície, no que diz respeito à sua interacção com células hospedeiras. Para além do seu envolvimento na interacção entre *P. gingivalis* e células hospedeiras, estas proteínas de superfície não-fimbriais também regulam a expressão das fimbriae. [18]

Kotani et al, Holt et al, Tokuda et al. e Nakayama et al. examinaram a superfície da estirpe *P. gingivalis* 381 para outras moléculas que não as fimbriae como potenciais aderentes. Várias dessas proteínas foram identificadas e subsequentemente isoladas e purificadas. Estes componentes não prejudiciais foram identificados como sendo 24proteínas puras, e a caracterização bioquímica revelou que são idênticas às proteinases cisteínicas específicas da arginina. A sequenciação N-terminal de aminoácidos destas proteínas revelou que, com excepção do resíduo 8, eram idênticas nos seus primeiros 20 aminoácidos à Arg-gingipaína. [67, 68, 69] Vários estudos de proteínas de superfície não-fimbriais de *P. gingivalis* revelam que a proteinase de superfície, cisteína proteinase, embora ela própria uma suposta aderência, pode também funcionar na regulação e expressão da *P. gingivalis* fimbriae. [18]

E. SUSTENINS

A capacidade das bactérias de aderir e/ou invadir células/tecidos hospedeiros é o passo inicial para fornecer às espécies individuais a capacidade de exprimir a patogenicidade num determinado hospedeiro. *P. gingivalis* demonstra uma série de mecanismos para interagir e colonizar cronicamente os tecidos hospedeiros. Contudo, a expansão bem sucedida da população requer replicação e competição por nutrientes no ambiente hospedeiro. Assim, o sustento da espécie é crucial para a sua sobrevivência contínua. As biomoléculas relacionadas com os requisitos fisiológicos destas bactérias são susteninas, que podem ser consideradas factores críticos de virulência para a patogenicidade dos microrganismos. [1]

Proteinases: As proteases bacterianas (proteinases) fornecem nutrientes para o crescimento bacteriano nos limites do seu ambiente ecológico. Dentro de um hospedeiro (humano, animal), pensa-se que estas macromoléculas funcionam como enzimas degradativas não específicas para uma variedade de proteínas hospedeiras. [70] A classificação das proteinases baseou-se nas suas funções catalíticas. Até à data, são reconhecidas quatro *P. gingivalis* proteinases: serina, aspartato, tiol e metaloproteinase. Destas, as colagenases, aminopeptidases, e as proteinases semelhantes à tripsina são críticas para a patogénese de *P. gingivalis*. [18] A(s) proteinase(s) de *P. gingivalis* demonstraram degradar o colagénio dos tipos I e IV [principais componentes do tecido conjuntivo periodontal e proteínas de matriz extracelular]. [71, 72]

Uma actividade semelhante à da tripsina proteinase mostra uma relação próxima com *P. gingivalis* virulence. Os conhecimentos acumulados sobre *P. gingivalis* tripinases, chamadas gingipainas, indicam os seus importantes papéis na manutenção bacteriana, no processo de infecção e no desenvolvimento da periodontite. [35, 73, 74]

GINGIPAINS

As gengipainas, originalmente consideradas como proteases semelhantes à tripsina, compreendem na realidade um grupo de endopeptidases cisteínicas que foram reportadas como sendo responsáveis por pelo menos 85% da actividade proteolítica geral exibida por *P. gingivalis*, e 100% da actividade expressa semelhante à tripsina. [70] Foram atribuídas a uma família de proteínas separada, a família C25 de proteinases de cisteína. [1]

As gingipaína são produtos de 3 genes que codificam as proteinases de cisteína e referidos como gingipaína R e gingipaína K, dependendo da especificidade da hidrólise das ligações de Arg- Xaa ou Lys-Xaa peptídeo, respectivamente. [75] Recentemente, foi sugerido que o gene que codifica a gingipaína R com domínios de hemaglutinina/adesão deveria ser referido como *rgpA* e o gene que codifica a gingipaína R sem este domínio carboxi-terminal deveria ser referido como *rgpB*. O nome *kgp* foi sugerido como uma referência ao gene que codifica a gingipaína K. [76]

ESTRUTURA DE GINGIPAINAS

Gingipain R Estrutura70

O produto traduzido do *rgpA consiste* num profragmento com uma sequência de sinais, um domínio catalítico, e um domínio de hemaglutinina/adesão. A poliproteína de tradução inicial é processada em pelo menos 3 formas moleculares diferentes da enzima. RgpA (cat) é uma forma do domínio catalítico por si só e é feita ou por um processamento proteolítico aberrante da proteína inicial ou por um processo de transcrição interrompido. Uma forma associada à membrana na qual o domínio catalítico é modificado com lipopolissacáridos é mt-RgpA (cat). HRgpA é o complexo não covalente mas muito estável do domínio catalítico e um domínio(s) de hemaglutinina/adhesina. Em contraste, RgpB é um produto de *rgpB* que falta quase toda a secção que codifica os domínios de hemaglutinina/adhesina, excepto para um pequeno segmento carboxi terminal, que é uma enzima de cadeia única que contém apenas um domínio catalítico. Os polipéptidos traduzidos dos genes *rgpA* e *rgpB* partilham 72%, 93%, e 40% de identidade dentro dos profragmentos, dos domínios catalíticos, e das extensões carboxi-terminais, respectivamente. A ligação de lipopolissacáridos ao RgpB conduz aparentemente à geração de uma forma associada à membrana, referida como mt-RgpB.(fig. 6)

Gingipain K Structure70

O gene *kgp* codifica uma poliproteína constituída por uma sequência típica de líderes, um profragmento, um domínio catalítico, e domínios de hemaglutinina/adhesina. Os produtos dos genes *kgp* e *rgpA* do HG66 partilham 23% e 28% da identidade da sequência de aminoácidos dentro do domínio profragmento e do domínio catalítico, respectivamente.(fig. 6)

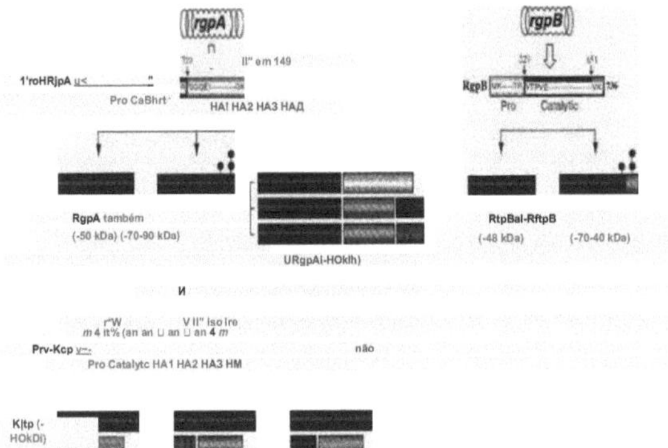

Fig 6: Construção da isoforma por processamento proteolítico e montagem dos produtos traduzidos dos

genesrgpA, rgpB, e kgp (HG66).

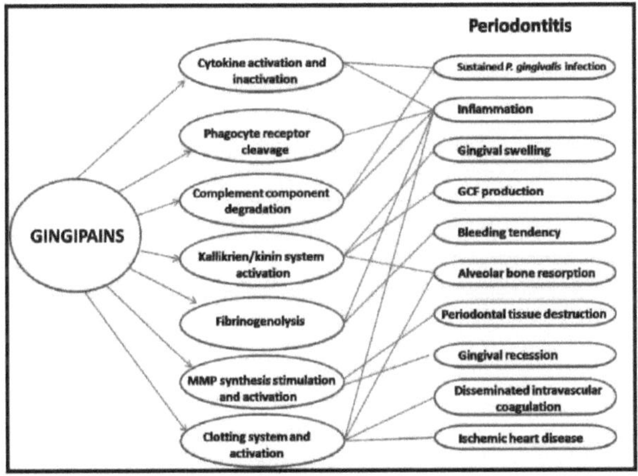

Fig. 7: Actividades patogénicas de Gingipain e a sua associação com periodontite e outras doenças

Estudos anteriores indicaram que poderiam existir genes desconhecidos de *fimA* dentro das estirpes de *P. gingivalis*, foi realizado um estudo para análise da distribuição e caracterização molecular de *Porphyromonas gingivalis* portadores de um novo tipo (tipo V) de gene de *fimA*. *P. gingivalis* com o tipo V *fimA* foi isolado do paciente com periodontite, e o isolado foi nomeado HNA-99. As sequências de aminoácidos deduzidas foram comparadas com as do tipo I *P. gingivalis* ATCC 33277, estirpe tipo II HW24D1, estirpe tipo III 6/26, e estirpe tipo IV HG564, e as homologias foram encontradas em 45, 44, 43, e 55%, respectivamente. Além disso, as bactérias *P. gingivalis* tipo V foram detectadas em 16,4% (12 de 73) dos doentes *P. gingivalis-positivos* com periodontite por ensaio de PCR, utilizando iniciadores específicos. Este estudo sugeriu que a genotipagem de novo tipo V *fimA* poderia ser útil na determinação dos genótipos associados à doença de P. *gingivalis* envolvidos no desenvolvimento da periodontite adulta. [58]

Um estudo investigou a prevalência de *Bacteroides forsythus, Porphyromonas gingivalis* e *Aggregatibacter actinomycetemcomitans* na microflora subgengival de pacientes japoneses com periodontite adulta e rapidamente progressiva e correlacionou-a com parâmetros clínicos. Uma sonda de ADN detectou *B. forsythus* em 78,6% da AP e 65,6% dos sítios de RPP, bem como *P.gingivalis* em 58,3% da AP e 59,4% dos sítios de RPP. *A. actinomycetemcomitans* foi detectada em apenas 1,2% dos sítios de AP. As 3 espécies eram indetectáveis no grupo saudável. A prevalência e o número total cultivável destas bactérias foram significativamente correlacionados com parâmetros clínicos tais como profundidade da bolsa de sondagem, PAL, BOP e a gravidade da perda óssea alveolar. A profundidade da bolsa de sondagem dos sítios *B. forsythus* e *P.gingivalis* positivos era significativamente mais profunda do que a dos sítios negativos. Esta evidência indicava que *B. forsythus* e *P. gingivalis* estão intimamente associados ao processo de ruptura periodontal. [77]

Para examinar os tipos predominantes de *fimA de Porphyromonas gingivalis* alojados por indivíduos periodontalmente saudáveis, foi realizado um estudo utilizando um tamanho de amostra grande (380), e comparada a distribuição com a de 139 pacientes com periodontite, determinando a genotipagem do *fimA* com um ensaio de PCR. A *porfirromonas gingivalis* foi detectada em 36,8% dos indivíduos saudáveis e em 87,1% dos pacientes com periodontite. Entre os adultos saudáveis portadores de *Porphyromonas gingivalis-positivos*, o tipo de *fimA* mais prevalecente foi o tipo I (76,1%), seguido pelo tipo V. Em contraste, a maioria dos doentes com periodontite transportou organismos do tipo II *fimA* (66,1%), seguido pelo tipo IV. A análise univariada ilustrou que a periodontite estava associada à ocorrência de tipo I *fimA* [Odds Ratio (OR) 0,16], tipo II (OR 44,44), tipo III (OR 1,96), tipo IV (13,87), e tipo V (1,40). Isto indicou que *P. gingivalis* com tipos II ou IV *fimA* é um factor definitivo para a periodontite estabelecida. [13]

Partindo do princípio que existe uma relação entre as doenças periodontais e a diabetes mellitus, as taxas de detecção de 5 patogénios periodontais putativos: Foram comparados num estudo os *actinomitanos actinomycetemcomitans de Aggregatibacter, Porphyromonas gingivalis, Eikenella corrodens, Treponema denticola,* e *Candida albicans* por reacção em cadeia da polimerase (PCR) entre adultos NIDDM e adultos não-DM com periodontite crónica. Os resultados não mostraram diferenças significativas em idade, sexo, IG, PII, PD, e prevalência dos 5 microorganismos entre o NIDDM e os grupos não diabéticos. Quando a comparação das taxas de prevalência das 5 microfloras periodontais testadas foi feita entre os locais saudáveis e os mais doentes, verificou-se que, excepto para os *actinomíticos A. actinomycetemcomitans,* havia uma diferença significativa entre locais saudáveis e doentes tanto nos grupos NIDDM como nos não-DM. O PII, GI, PD e AL eram significativamente mais elevados em sítios *T. denticola* positivos do que em sítios negativos. [78]

A comparação da prevalência bacteriana em amostras de placas subgengivais da Síndrome de Down (SD) e de indivíduos não-DS com deficiências mentais (MD) com idade correspondente foi feita num estudo. A prevalência de 10 possíveis espécies bacterianas periodontopáticas, *Aggregatibacter actinomycetecomitans, Porphyromonas gingivalis, Bacteriods forsythus, Treponema denticola, Prevotella intermedia, Prevotella nigerscens, Capnocytophaga ocharea, Capnocytophaga sputigena, Campylobacter rectus,* e *Eikonella corrodens* foram investigadas utilizando uma reacção PCR. A detecção do genótipo *P.gingivalis fimA* também foi realizada em doentes *com P.gingivalis-positivo.* Não foram observadas diferenças significativas entre as ocorrências de qualquer uma das espécies em ambos os grupos. A ocorrência de *P.gingivalis* com o gene tipo II fimA foi significativamente relacionada com periodontite em ambos os grupos DS e MD, com odds ratio de 6,32 e 12,03, respectivamente. [79]

Foi realizado um estudo para examinar a expressão das moléculas de adesão celular associada à superfície ICAM-1, VCAM-1, e E- e P-selectins após infecção das células endoteliais com *P. gingivalis.* Além disso, foi definido o papel da aderência de *P. gingivalis* mediada via fimbriae, na indução da expressão da molécula de aderência celular nas células endoteliais. A cocultura de HUVEC com *P. gingivalis* estirpe 381 ou A7436 resultou na indução na expressão de ICAM-1, VCAM-1 e P- e E-selectins, que foi máxima a 4 h após a infecção. Em contraste, a indução da expressão ICAM-1, VCAM-1, ou P- ou E-selectina no HUVEC cultivado com a não-invasiva *P. gingivalis fimA* mutante DPG3 não foi observada. Estes resultados indicaram que a invasão activa de *P. gingivalis* do HUVEC mediada através das principais fimbriae estimuladas pela expressão e estimulação de moléculas de adesão celular associadas à superfície pode desempenhar um papel na patogénese de doenças inflamatórias sistémicas associadas a este microorganismo, incluindo a aterosclerose. [80]

Para definir os mecanismos pelos quais a infecção por *P. gingivalis* influencia o início e a progressão da placa aterosclerótica, tinha sido feito um estudo para examinar a resposta inflamatória das células endoteliais após a infecção por *P. gingivalis*. Foram investigadas as consequências da infecção por *P. gingivalis* de HUVEC (células endoteliais das veias umbilicais humanas) na expressão das quimiocinas interleucina-8 (IL-8) e da proteína quimiotática monocitária 1 (MCP-1). A adição de peptídeos específicos de *P. gingivalis* fimbrillin, lipopolissacáridos (LPS), ou preparados de células inteiras com calor ao HUVEC estimulou respostas modestas de IL-8 e MCP-1. Em contraste, a cocultura do HUVEC com *P. gingivalis* vivos da estirpe A7436, 33277, ou 381 aboliu as respostas à IL-8 e ao MCP-1. Estes resultados indicam que *P. gingivalis* pode modular temporariamente a resposta quimiocinética em células endoteliais através de mecanismos mediados tanto por fimbriae como por proteinases cisteínicas específicas de lisina e arginina (gingipaína R e gingipaína K). [81]

Num estudo, foi feita a avaliação das diferenças funcionais entre as variantes FimA de *Porphyromonas gingivalis* e os seus efeitos na adesão e invasão das células hospedeiras. Os autores geraram cinco FimAs recombinantes (rFimAs) correspondentes às variantes clonais e caracterizaram as suas capacidades de aderir e invadir fibroblastos gengivais humanos (HGF) e uma linha de células epiteliais humanas (células HEp-2) utilizando microesferas conjugadas rFimA (rFimA-MS). Não houve diferenças significativas nas capacidades das rFimA-MS de aderir ao HGF; contudo, a adesão de rFimA-MS tipo II a células HEp-2 foi significativamente maior do que a de outros tipos de rFimA-MS. Observou-se também que as células epiteliais rFimA-MS de tipo II invadiram as células epiteliais e acumularam-se em torno dos núcleos. Não houve diferenças significativas nas capacidades dos tipos I, IV, e V rFimA-MS de aderir e invadir tanto células epiteliais como fibroblastos. Colectivamente, estas descobertas sugeriram que as fimbriae de *P.gingivalis*, especialmente de tipo II, estão envolvidas no início e progressão da periodontite humana. [82]

As interacções orais queratinócitos-ECM são um determinante importante da organização periodontal do tecido, auto-renovação, remodelação, e reparação. Foi feito um estudo para analisar se as bactérias orais podem afectar os contactos adesivos da linha de queratinócitos orais HOK-16 com ECM e uns com os outros. Analisando *Aggregatibacter actinomycetemcomitans* e *P. gingivalis*, descobriu-se que o *P. gingivalis* interfere com várias propriedades adesivas e migratórias fundamentais dos queratinócitos orais em contacto com a laminina-5. A análise ocidental das células de *P. gingivalis* *com P. gingivalis* revelou proteólise de componentes de contacto focal (por exemplo, cinase de adesão focal), proteínas de junção adherens (por exemplo, cateninas), e moléculas de sinalização de adesão (por exemplo, a tirosina kinase SRC). A proteólise era dependente da tensão, de tal forma que o ATCC 33277 e 381 tinha um elevado potencial proteolítico, enquanto que o W50 não apresentava quase nenhuma actividade proteolítica. Os factores de virulência gingipinases, cisteína proteinases expressas por *P. gingivalis*, são como que responsáveis por este ataque proteolítico. [83]Os autores fizeram um estudo para investigar o envolvimento de integrinas na ligação e invasão final mediada por *Porphyromonas gingivalis*. Foi revelada uma associação física entre a fimbrilina recombinante e as integrinas b1. Os ensaios de adesão e invasão in vitro demonstraram a inibição da ligação e invasão de *P. gingivalis* por anticorpos b1 integrina. Em contraste, a invasão de um mutante deficiente de *P. gingivalis por* fimbria não foi afectada por anticorpos de integrina. A infecção das células epiteliais gengivais com P. gingivalis do tipo selvagem induziu a fosforilação de tirosina da proteína de adesão focal paxilina de 68 kDa, enquanto que o mutante com deficiência de fímbria não conseguiu evocar alterações semelhantes. Estes resultados fornecem evidências de que *P. gingivalis* fimbriae promove a adesão às células epiteliais gengivais através da interacção com integrinas b1, e esta associação representa um passo chave na indução do processo invasivo e subsequentes respostas celulares à infecção por *P. gingivalis*. [84]

Os autores realizaram um estudo para identificar uma nova variante do gene *fimA* de *Porphyromonas gingivalis* e para examinar a sua distribuição em adultos e população deficiente com periodontite. Foi realizada a clonagem de um novo *fimA*, designado como tipo Ib *fimA*, utilizando um par de iniciadores de PCR M11 e M12 da estirpe *P.gingivalis* HG1691. A sequência nucleotídica do gene clonado *fimA* mostrou uma homologia de 97,1% com a do tipo I *fimA*, indicando-a como uma variante clonal do tipo I *fimA*. Organismos com *fimA* tipo Ib foram detectados em 13,5% dos doentes com periodontite e em 2,9% dos adultos periodontais saudáveis. Foi revelada uma forte relação entre periodontite e tipos específicos de *fimA, como o* tipo Ib (OR 6,51), tipo II (OR 77,8), e tipo IV (OR 7,54). Além disso, verificou-se que *os organismos do* tipo Ib *fimA* também estavam relacionados com periodontite na síndrome de Down (OR 1,91) e populações com deficiência mental (OR 4,00). [14]

Foi realizado um estudo com o objectivo de investigar a prevalência de *P. gingivalis* e outros patogénios periodontais putativos num grupo de indivíduos com vários graus de gengivite, mas sem destruição periodontal, e de comparar isto com um grupo de pacientes adultos com periodontite não tratada. *A.actinomycetemcomitans, P. gingivalis, Prevotella intermedia, Bacteroides forsythus, Fusobacterium nucleatum* e *Peptostostreptococcus micros* foram significativamente mais prevalecentes nos doentes do que nos controlos. Os rácios de probabilidade mais elevados foram encontrados para *P. gingivalis* e *B. forsythus* (12,3 e 10,4 resp.). Outros rácios de probabilidade variaram de 3,1 a 7,7 para *A. actinomycetemcomitans* e *P. micros*, respectivamente. Com base nos odds ratios calculados, *B. forsythus* e *P. gingivalis* são os marcadores bacterianos mais fortes para esta doença e são raramente cultivados a partir de indivíduos sem perda óssea periodontal. [85]

Os investigadores realizaram um estudo para determinar a prevalência de genótipos *Porphyromonas gingivalis fimA* em doentes caucasianos com periodontite e para avaliar a associação de genótipos *fimA* com a gravidade da doença periodontal. Foram inscritos no estudo um total de 102 pacientes com *P. gingivalis* subgingivally. Amostras agrupadas de placa subgengival dos seis mais severamente infectados 31

Os locais afectados foram tomados e analisados por reacção de polimerase em cadeia (PCR) e análise de restrições *específicas do fimA*. A análise sequencial revelou cinco genótipos principais de *fimA* (*fimA* tipos I-V) e permitiu uma subtipagem adicional dos genótipos de *fimA* II e IV em dois subgrupos cada um. Os resultados indicam que os genótipos predominantes de *fimA* em doentes com periodontite caucasiana são dos tipos I, II, e IV. Dois pacientes foram colonizados pelos genótipos tipo II e tipo IV, ou pelos genótipos tipo III e tipo IV *fimA*, respectivamente. Os pacientes que abrigavam diferentes genótipos de *fimA* não mostraram diferença significativa na gravidade da doença periodontal, avaliada pela profundidade da sonda de bolso e sangramento na sonda após ajustamento para o hábito de fumar e idade. [86]

Num estudo, para definir o papel das fimbriae na adesão a *Porphyromonas gingivalis* e na invasão de células epiteliais, os mutantes fimbriais foram construídos *por* uma técnica homóloga de recombinação. Mutantes inactivados do gene 41-K fimbrillin (fimA) e/ou do gene 67-K fimbrillin (mfa1) foram comparados entre o mutante fimA (MPG1), o mutante mfa1 (MPG67), e o mutante duplo knockout (MPG4167). Os níveis de aderência e de invasão dos mutantes eram inferiores à estirpe do tipo selvagem. A perda óssea dos ratos infectados com o MPG1 foi superior à dos infectados com o MPG67. Além disso, a perda óssea de ratos infectados com a dupla mutação foi significativamente reduzida em comparação com a de ratos infectados com a estirpe do tipo selvagem. este estudo sugeriu que não só a proteína fimbrial 41-K, mas também a proteína fimbrial 67-K, desempenham papéis importantes na patogénese da doença periodontal. [62]

Os objectivos do estudo eram investigar a transmissão de *P. gingivalis* entre cônjuges utilizando a Electroforese de Gel de Campo Pulsado (PFGE) e verificar qualquer possível relação com o tipo *P. gingivalis fimA*. Catorze casais e 47 pacientes não relacionados com periodontite foram examinados no estudo. Os padrões de banda PFGE dos isolados *P. gingivalis* foram idênticos em seis dos 14 casais casados. A frequência de *fimA* tipo II nos isolados dos seis casais com padrões PFGE idênticos foi de 83,3%, o que foi superior ao dos doentes com periodontite (46,8%), dos casais sem evidência de transmissão (62,5%), e das amostras isoladas de 11 probandos com um cônjuge negativo (27,3%). A taxa de infecção de tipo II *fimA P. gingivalis* em casais colonizados com estirpes idênticas de PFGE foi superior à de 32 pacientes com periodontite ou em grupos de amostras isoladas de 11 probandos com um cônjuge negativo. Estes resultados sugerem que *P.gingivalis fimA* tipo II pode ser um factor importante na transmissão de *P.gingivalis* entre os cônjuges. [87]

Numa mini-revisão, os resultados de estudos anteriores foram resumidos para elucidar a relação entre a variação clonal das fimbriae e a patogenicidade bacteriana de várias estirpes. As fímbrias principais foram classificadas em seis tipos (I a V e Ib) com base na diversidade de genes de *fimA* que codificam FimA (uma subunidade de fímbrias principais).

organismos, seguidos por organismos do tipo IV, e organismos do tipo II fimA ocorreram significativamente com formas mais severas de periodontite. Estudos de clones com *fimA do* tipo II revelaram capacidades adesivas e invasivas às células epiteliais significativamente maiores do que outros clones do tipo *FimA*. FimA menores induziram a interleucina-1a (IL-1a), IL-1b, IL-6, e o factor de necrose tumoral-a (TNF-a) expressão de citocinas em macrófagos e foram sugeridos como sendo um factor causador de reabsorção óssea alveolar em modelos animais. A diversidade clonal das fímbrias menores não é clara, contudo, foram encontradas moléculas de fímbria menores distintas em diferentes estirpes. [57]

A comparação das alterações inflamatórias causadas pela *Porphyromonas gingivalis* foi feita para estudar a heterogeneidade patogénica entre as diferentes estirpes de *fimA* num modelo de abcesso de rato. As suspensões bacterianas de 13 estirpes de *P. gingivalis* representando os seis tipos de *fimA* foram injectadas subcutaneamente em ratos BALB/c fêmeas, e as concentrações séricas de ácido siálico foram testadas como um parâmetro inflamatório quantitativo do hospedeiro. Os organismos do tipo II *fimA* causaram a indução mais significativa de ácido siálico, bem como outros sintomas infecciosos, seguidos dos tipos Ib, IV e V. Em contraste, os tipos I e III causaram fracas alterações inflamatórias. Além disso, os mutantes de *fimA* das estirpes do tipo II perderam claramente a sua capacidade infecciosa. Estas descobertas sugerem que a variação genotípica do *fimA* afecta a expressão da virulência de P. *gingivalis*. [88]

Foi realizado um estudo com o objectivo de detectar *P. gingivalis* em amostras subgengivais obtidas de sujeitos com diferentes condições periodontais de uma população multirracial do Brasil, e de determinar o genótipo baseado na variação alélica *fimA*. *P. gingivalis* foi detectado em 51 de 57 (89,4%) pacientes com perda de fixação periodontal, em seis de 20 pacientes com gengivite (30,0%) e em dois de 25 (8,0%) indivíduos com um periodonto saudável. A variante tipo II foi o único tipo detectado em 53 locais (39,3%), distribuído por 19 pacientes com periodontite (37,3%) e num paciente sem destruição periodontal. O tipo Ib foi o segundo genótipo mais prevalente em pacientes com periodontite (19,6%). O genótipo V não foi detectado na população estudada. O tipo IV foi o tipo mais frequentemente encontrado entre os doentes com gengivite, quer isoladamente quer em combinação com outros genótipos. Um genótipo de *fimA* não foi identificado em 26 locais (17,8%) de 146 locais positivos para *P. gingivalis*, sugerindo que outros alelos de *fimA* ainda não sequenciados podem ser prevalecentes nesta população. [89]

Para investigar a prevalência de genótipos *P. gingivalis fimA* em doentes japoneses com periodontite agressiva, e para examinar a sua virulência, foi feito um estudo. Em pacientes com periodontite agressiva, o genótipo de *fimA* mais prevalecente foi o tipo II (46,7%), seguido pelo tipo Ib e tipo I, enquanto que em indivíduos saudáveis, o tipo I *fimA* foi o único genótipo detectado. O número de patogénicos *P. gingivalis* foi o maior nos locais positivos de tipo I *fimA*, e a frequência de coexistência de *actinomycetemcomitans A.* e *T. forsythensis* foi maior nos locais positivos de tipo II *fimA nos* 33

doentes com periodontite agressiva. Tanto a actividade da cisteína proteinase específica de arginina (Arg₋gingipain) como a actividade da cisteína proteinase específica de lisina (Lys-gingipain) da estirpe *P. gingivalis fimA* tipo I eram significativamente mais elevadas do que as da estirpe *fimA* tipo II. Estes resultados sugeriram que existem diferenças na virulência entre os diferentes genótipos de *fimA*. [15]

Os autores avaliaram o envolvimento do genótipo *Porphyromonas gingivalis fimA* no resultado do tratamento após terapia periodontal não cirúrgica através da realização de um estudo. Foi também determinada a coexistência de cada genótipo de fimA com *T. forsythensis* em amostras de placa subgengival. No total, foram aceites 160 *P. gingivalis* locais positivos com hemorragia na sondas (BOP) e uma profundidade de sondas de *>4 mm*. Foram seguidos após escalada e aplainamento das raízes. A investigação longitudinal indicou que os sítios positivos de *fimA* tipo I na linha de base foram seguidos por uma frequência significativamente mais elevada de BOP persistente após tratamento do que os sítios negativos de tipo I (51,6% contra 27,9%), enquanto que os tipos Ib e II não o foram. Os sítios positivos de tipo I também mostraram mais persistência de *Tannerella forsythensis* e *P. gingivalis* após o tratamento do que os sítios negativos de tipo I. Na investigação pós-tratamento, os sítios positivos de tipo I mostraram maiores frequências de detecção de BOP e *T. forsythensis* do que os sítios negativos de tipo I (77,8% versus 43,5% e 100% versus 76,1%, respectivamente). O presente estudo demonstrou o potencial de *P. gingivalis fimA* tipo I como um preditor de BOP persistente após tratamento. [90]

Foi realizado um estudo para examinar o efeito da terapia periodontal no controlo glicémico em doentes diabéticos do tipo 2 mais velhos. O grupo de tratamento recebeu tratamento mecânico periodontal combinado com doxiciclina sistémica 100 mg/dia durante 14 dias. O grupo de controlo não recebeu nem tratamento periodontal nem doxiciclina sistémica. O tratamento periodontal melhorou significativamente o estatuto periodontal do grupo de tratamento (P < 0,05), contudo a redução do nível de FPG e HbA1c não alcançou significado. No grupo de controlo, não foram observadas alterações significativas nos parâmetros clínicos periodontais, nos níveis de FPG e HbA1c, excepto no que diz respeito ao aumento significativo da perda de ligação (P < 0,05). Comparando os dois grupos, embora o nível de HbA1c de 3 meses do grupo de tratamento fosse inferior ao do grupo de controlo, a diferença não atingiu significância. Os resultados do presente estudo indicam que a condição periodontal de Thais mais velhos com diabetes não controlada é significativamente melhorada 3 meses após a terapia periodontal mecânica com tratamento antimicrobiano sistémico adjuntivo. [91]

O objectivo do estudo era analisar a distribuição de genótipos *fimA* em crianças e adolescentes. Foram colhidas 650 amostras de saliva de 464 crianças (3 a 18 anos de idade). Quinze (3,23%) dos indivíduos foram *P. gingivalis* positivos e nenhuma dessas amostras mostrou uma reacção positiva aos primários *específicos de fimA de* tipo II, enquanto quatro, um, e dois indivíduos mostraram ser positivos para os genótipos de tipo I, Ib, e III, respectivamente. Além disso, o genótipo de tipo IV era 34detectados em três sujeitos na faixa etária mais velha. Os resultados sugerem que um número limitado de crianças alberga *P. gingivalis*, e que a distribuição dos genótipos de tipo II e IV *fimA* é extremamente baixa. Além disso, verificou-se que alguns adolescentes possuem o genótipo de tipo IV *fimA*, que se demonstrou estar possivelmente relacionado com a periodontite adulta, em contraste com os tipos I, III, e V. [92]

Para avaliar a relação das variações genotípicas das bactérias periodontais com a periodontite em doentes diabéticos de tipo 2, foi realizado um estudo. Foram seleccionados 97 adultos japoneses com diabetes tipo 2, com ou sem periodontite adulta. Os microrganismos alvo foram *P. gingivalis*, *A. actinomycetemcomitans*, *T. forsythia*, *T. denticola*, e *P. intermedia*. Os tipos *P. gingivalis fimA* também foram analisados. Das cinco bactérias periodontais, apenas a ocorrência de *P. gingivalis* foi significativamente diferente entre os dois grupos, e o seu clone tipo II *fimA* foi mais predominante no grupo das periodontites (42,0%) do que no grupo das não periodontites (35,7%). Por outro lado, os clones de *fimA de* tipo I e IV mostraram uma tendência para serem negativamente associados à deterioração. Sugeriram também que os clones de *P. gingivalis*, mesmo com menor patogenicidade, podem levar à periodontite em doentes diabéticos. [16]

As capacidades adesivas e invasivas sobre células epiteliais (KB) de diferentes variantes alélicas de *P. gingivalis* isolados foram determinadas num estudo. Vinte e dois isolados e seis estirpes de referência representando os seis genótipos de *fimA* e estirpes não tipáveis foram rastreados para as suas capacidades de adesão e invasão em células KB, utilizando métodos padrão. Todas as estirpes foram capazes de aderir e, excepto uma, de invadir as células KB. No entanto, estas propriedades não eram homogéneas entre as estirpes pertencentes ao mesmo genótipo. Não havia correlação entre a aderência e as eficiências de invasão. O isolado KdII 865 (genótipo *fimA* II) foi a estirpe mais invasiva e a segunda mais adesiva, enquanto a estirpe de referência ATCC 33277 (fimA I) mostrou uma baixa capacidade de adesão mas foi altamente invasiva. Estes dados indicaram que os genótipos *FimA* de *P. gingivalis* não estão relacionados com a capacidade de adesão e invasão nas células KB, sugerindo que o aumento da prevalência e proporção do genótipo II em sítios periodontais pode ser atribuído a outras características para além da variação de FimA. [93]

Os autores realizaram um estudo para encontrar a associação entre a morte das células epiteliais e a invasão por microesferas conjugadas a *Porphyromonas gingivalis* vesicles com diferentes tipos de fimbriae. O estudo sugeriu que, uma vez que *P. gingivalis* adere à superfície celular, quase todos os tipos podem subsequentemente invadir células epiteliais. Neste ensaio, o vcMS interagiu com as células epiteliais durante até 24 h, o que provavelmente permitiu a invasão retardada pelos outros tipos. Assim, as fimbriae de tipo II podem contribuir para uma invasão eficiente das células epiteliais gengivais por *P. gingivalis*. Uma vez que a morte e apoptose celular foram suprimidas com incubação prolongada, os resultados especularam que *P. gingivalis* invade as células epiteliais para adquirir persistência intracelular e não causa a morte celular. No entanto, a invasãopor tipo II vcMS causaram maiores alterações apoptóticas que foram consideradas devidas a uma rápida invasão antes das funções antiapoptóticas celulares iniciadas por componentes *P. gingivalis*. [94]

Para comparar a eficiência das estirpes de *P. gingivalis* com tipos distintos de fimbriae para invasão de células epiteliais e para degradação dos componentes de adesão focal celular, paxilina, e cinase de adesão focal (FAK), foi realizado um estudo. Foram testadas seis estirpes representativas com os diferentes tipos de fimbriae, e *P. gingivalis* com fimbriae tipo II (*P. gingivalis* tipo II) aderiram e invadiram células epiteliais a níveis significativamente maiores do que as outras estirpes. Houve diferenças insignificantes nas actividades gengivais entre as seis estirpes; contudo, a *P. gingivalis* tipo II *P. gingivalis* aparentemente degradou a paxilina intracelular em associação com uma perda de fosforilação 30 min após a infecção. Num ensaio de fecho de ferida in vitro, o tipo II *P. gingivalis* inibiu significativamente a migração e proliferação celular em comparação com a migração e proliferação celular observada com os outros tipos. Estes resultados sugerem que o tipo II *P. gingivalis* tipo II penetra eficazmente nas células epiteliais e degrada os componentes de adesão focal com Arg-gingipain, o que resulta em deficiência celular durante a cicatrização da ferida e regeneração periodontal do tecido. [95]

Os autores realizaram um estudo para determinar e comparar a distribuição dos genótipos *Porphyromonas gingivalis fimA* em doentes com diabetes mellitus tipo 2 (T2DM) afectados por periodontite, utilizando sujeitos não diabéticos com e sem periodontite como grupos de controlo. Este estudo prospectivo de controlo de casos envolveu 75 indivíduos não fumadores divididos em três grupos de 25 indivíduos cada. Em indivíduos não-T2DM com tecidos periodontais saudáveis, o tipo I *fimA* foi o mais frequentemente detectado individualmente (40%) ou em combinações (40%). Em indivíduos não-T2DM com periodontite, o tipo mais frequentemente detectado foi o Ib individualmente (20%) ou em combinações (36%). Em pacientes T2DM com periodontite, os tipos mais frequentemente detectados foram os tipos I (20%) e III (20%), mas não houve diferença estatística (p40,05) com indivíduos não-T2DM com periodontite. Assim, o genótipo Tipo I foi mais frequentemente detectado em locais periodontalmente saudáveis de indivíduos não portadores de periodontite T2DM. [96]

Para estudar a virulência de fimbriae tipo II de *Porphyromonas gingivalis* e a sua alteração pela substituição do gene de fimbria por outro genótipo, os autores realizaram um estudo. Foram gerados vários mutantes em que o *fimA* foi substituído por genótipos diferentes. Utilizando vectores plasmídeos, o *fimA* de ATCC33277 (estirpe tipo I) foi substituído por *fimA* tipo II, e o de OMZ314 (estirpe tipo II) por *fimA* tipo I. A substituição do *fimA do* tipo I pelo fimA do tipo II aumentou a adesão/invasão bacteriana às células epiteliais, enquanto que a substituição pelo *fimA do* tipo I resultou numa diminuição da eficiência. Após a invasão bacteriana, os clones do tipo II degradaram rapidamente a paxilina celular e a cinase de adesão focal, e inibiram a migração celular, enquanto que os clones do tipo I e *ΔfimA* mutantes não o fizeram. Num modelo de abcesso do rato, os clones do tipo II induziram significativamente o soro IL-1b e IL-6, bem como outros clones infecciosos 36

sintomas. Estes resultados sugerem que as fimbriae de tipo II são um determinante crítico da virulência de *P. gingivalis.* [97]

Os autores realizaram um estudo com o objectivo de examinar a distribuição dos genótipos *fimA numa* colecção de 82 *P. gingivalis* isolados de pacientes adultos com periodontite de origem mundial e de investigar a relação entre os genótipos *fimA* e os tipos de sequência (STs), conforme determinado pela tipagem de sequência multilocus (MLST), dos isolados. As 82 estirpes mostraram uma grande diversidade genética e foram atribuídas a 69 STs. Apenas os isolados com STs estreitamente relacionados abrigavam o mesmo genótipo de *fimA*. Vinte e oito (34,1%) estirpes abrigavam o genótipo *fimA* II, enquanto apenas a estirpe de referência para o genótipo *fimA* V reagiu com os iniciadores específicos para este genótipo. Vinte e um isolados (25,6%) foram positivos por mais de um dos ensaios PCR de *fimA*; as combinações mais frequentes foram os genótipos I, Ib, e II (oito isolados) e os genótipos I e II (quatro isolados). [98]

Foi realizado um estudo invitro para comparar alterações inflamatórias infecciosas em isolados clínicos de *P. gingivalis* com fimbriae tipo II utilizando um modelo de abcesso de rato para examinar a sua heterogeneidade patogénica e factores relacionados com a heterogeneidade. Foram comparados parâmetros inflamatórios, tais como a concentração sérica de ácido siálico. Muitos dos isolados do fimbrial de tipo II causaram inflamação grave nos ratos, embora alguns fossem menos causadores, tal como a estirpe de controlo ATCC 33277 (estirpe de fimbria de tipo I). Estes resultados mostraram que existe heterogeneidade patogénica entre clones de *P. gingivalis* com fimbriae do tipo II. Os potenciais patogénicos das estirpes de P. *gingivalis* mostraram relações positivas com actividades gengivais e eficiência invasiva, mas não com hidrofobicidade ou autoagregação. Estes resultados sugerem que a heterogeneidade patogénica tem relações com as actividades invasivas e proteolíticas dos clones de P. gingivalis com fimbriae de tipo II. [99]

Foi feito um estudo para detectar através do cultivo da prevalência de *P. gingivalis num* único local doente em vários pacientes com periodontite "refractária" e para caracterizar os isolados da espécie por genotipagem MLST e *fimA*. Quarenta e seis isolados de oito indivíduos eram do genótipo II do *fimA*, onze isolados de dois indivíduos eram do genótipo IV, e oito isolados de um indivíduo eram do genótipo III. Os restantes 28 isolados mostraram PCR positiva com mais de um conjunto de iniciadores e eram I, Ib, e II (três pacientes) ou I e Ib (um paciente). Foram detectados vários tipos de sequência para a maioria das bolsas individuais. A variação indicou a recombinação nos genes *recA* e *pepO*. A prevalência dos genótipos *fimA* II e IV confirmou a sua associação com a periodontite. [100]

Os autores analisaram a distribuição genotípica *fimA* em espécimes cardiovasculares *infectados com P. gingivalis.* Um total de 202 espécimes de placa cardiovascular, bem como 56 espécimes de placa dentária foram colhidos de pacientes. *P. gingivalis* foi detectado em 10,4% dos espécimes cardiovasculares e 3750,0% das amostras da placa dentária. Neste último, o tipo II foi mais frequentemente detectado (35,7%), seguido pelos tipos I (28,6%) e IV (21,4%), enquanto os tipos IV e II foram detectados com frequências consideráveis de 45,0% e 30,0%, respectivamente, nas amostras cardiovasculares. Em contraste, a ocorrência do tipo I foi limitada (5,0%) nos espécimes cardiovasculares. Estes resultados sugeriram que clones genotípicos específicos do tipo *A*, que estão alegadamente associados à periodontite, também são frequentemente alojados em espécimes cardiovasculares, indicando o possível envolvimento de clones dos tipos II e IV no início e progressão de doenças cardiovasculares. [101]

CAPÍTULO-5
METODOLOGIA

Fonte dos dados

75 sujeitos com a faixa etária de 30-69 anos foram seleccionados a partir do Departamento de Doentes Externos. A cada paciente foi dada uma descrição oral e escrita detalhada do estudo. Foi-lhes exigido que assinassem um termo de consentimento informado antes do início do estudo.

Métodos de recolha de dados:

O estudo proposto foi realizado em doentes com periodontite crónica saudável com e sem diabetes mellitus, tal como avaliado pelo seu registo pré-estudo.

Registo de pré-estudo:

1. História médica e dentária detalhada
2. Avaliação periodontal utilizando parâmetros clínicos
3. Radiografias como periapicais intra-orais (IOPA) e Ortopantomograma (OPG)
4. Nível de glicose no sangue em jejum

Critérios de inclusão:

75 sujeitos foram divididos em três grupos constituídos por 25 sujeitos em cada grupo:

1) Grupo I: (Fig.: 8, 9)

- Sujeitos saudáveis sem doença periodontal
- Idade > 30 anos.

2) Grupo II: (Fig.: 10,11,12)

- Periodontite crónica sem diabetes mellitus
- Idade > 30 anos

- Nível de perda de fixação (LAL) e profundidade da sonda de bolso (PPD) > 5 mm em pelo menos 10 locais.

3) Grupo III: (Fig.: 10,11,12)

- Periodontite crónica com diabetes mellitus tipo 2
- Idade > 30 anos
- Nível de perda de fixação (LAL) e profundidade da sonda de bolso (PPD) >5mm em pelo menos 10 locais.
- Nível de glucose no sangue em jejum > 126 mg/dl.

Critérios de exclusão:

- Ingestão de antibióticos no prazo de 3 meses antes do estudo.
- Pacientes que receberam limpeza profissional ou cirurgia periodontal dentro de três meses antes do estudo.
- Pacientes com doenças dos tecidos duros ou moles orais, excepto cáries e doenças periodontais.
- As actuais mães grávidas e lactantes.
- Pacientes com historial de tabagismo.

O protocolo de investigação foi aprovado pelo comité ético local antes do início do estudo. Foi efectuado um exame clínico completo, incluindo as seguintes variáveis:

Parâmetros clínicos:

1) Índice da placa (Silness & Loe 1964)102
2) Índice Gengival (Loe & Silness 1963)103
3) Sulcus Bleeding Index (Muhlemann & Son 1971)104
4) Profundidade da Sonda (foi medida utilizando a sonda periodontal graduada de William).
5) Nível de Anexação Clínica

Todos os parâmetros clínicos foram registados antes do início do estudo.

Índice de placas (por Silness and Loe, 1964)[102]:

A avaliação da placa foi feita com base na espessura da placa na área da margem gengival do dente.

MÉTODO

A pontuação foi feita em todos os dentes do arco maxilar e mandibular. A placa foi avaliada nas superfícies distofacial, facial, mesiofacial e lingual. Um espelho bucal e um explorador dentário são utilizados após a secagem dos dentes ao ar para avaliar a placa bacteriana.

CRITÉRIOS DE PONTUAÇÃO

0 Sem placa na zona gengival.
1 Uma película de placa aderente à margem gengival livre e áreas adjacentes do dente, a placa só pode ser reconhecida através da passagem de uma sonda pela superfície do dente.
2 Acumulação moderada de depósitos moles, dentro da bolsa gengival e/ou margem gengival e/ou superfície dentária adjacente que pode ser vista a olho nu.
3 Abundância de matéria macia dentro da bolsa gengival e/ou na margem gengival e superfície dentária adjacente.

Pontuação da placa / pessoa = Pontuação total

Número de superfícies examinadas

Pontuação de placas	Estado de Higiene Oral
0.0	Excelente
0.1 - 0.9	Bom
1.0 - 1.9	Feira
2.0 - 3.0	Pobre

Índice Gengival (Loe and Silness, 1963)[103]

O tecido que rodeava cada dente foi dividido em quatro unidades de pontuação gengival - a papila distofacial, a margem facial, a papila mesiofacial, e toda a margem gengival lingual. Um instrumento rombo como a sonda periodontal foi utilizado para pressionar a gengiva para determinar o grau de firmeza e para avaliar a hemorragia. Cada uma das unidades gengivais foi avaliada de acordo com os seguintes critérios.

Critérios para o Índice Gengival:

0 Gengiva normal.

1 Inflamação ligeira, ligeira mudança de cor, ligeiro edema, sem hemorragia na sondagem.

2 Inflamação moderada, vermelhidão, edema e vidrado, hemorragia na sondagem.

3 Inflamação por gravidade, vermelhidão e edema acentuados, ulceração, tendência para hemorragias espontâneas.

As pontuações numéricas do índice gengival podem ser associadas a vários graus de gengivite clínica, como se segue:

Pontuação gengival / pessoa = Pontuação total

Número de superfícies examinadas

Pontuações gengivais	Grau de gengivite
0.1 - 1.0	Gengivite leve
1.1 - 2.0	Gengivite moderada
2.1 - 3.0	Gengivite grave

Sulcus Bleeding Index (Muhlemann and Son, 1971)[104]

O índice de hemorragia de Sulcus (SBI) baseia-se na avaliação da hemorragia gengival na sondagem, no contorno gengival e nas alterações de cor.

A avaliação da hemorragia gengival é feita numa escala de 0-5, de acordo com os seguintes critérios

0 Gengiva de aparência normal, sem sangramento ao ser sondado

1 Sem mudança de cor ou de contorno, mas sangrando na sondagem.

2 Sangramento na sondagem, mudança de cor (avermelhamento), sem alterações de contorno edematosas

3 Sangramento na sondagem, mudança de cor, edema inflamatório ligeiro

4 Sangramento na sondagem, mudança de cor, edema inflamatório grave

5 Hemorragia espontânea na sondagem, mudança de cor, edema inflamatório muito grave com ou sem ulceração.

Profundidade de Bolso de Sondagem (PPD):

A profundidade da bolsa foi medida em locais seleccionados utilizando a sonda periodontal graduada de William. A sonda foi inserida paralelamente ao longo eixo do dente suavemente, até que a resistência fosse notada e as leituras fossem registadas ao milímetro mais próximo desde a margem gengival até à base da bolsa.

Nível de Fixação Clínica:

O CAL foi registado utilizando a sonda periodontal graduada de William. Qualquer perda de fixação foi calculada a partir de duas medições. A profundidade de apalpação foi medida em mm desde a margem gengival livre até à base da bolsa. Também, a distância em mm foi medida desde a CEJ até à margem gengival livre.

Medições:

Perda de fixação clínica (CAL) = *Profundidade de aperto (PD) - Distância da margem gengival livre ao CEJ.*

       Quando a posição da margem gengival era coronal ao CEJ

           CAL = PPD - (distância da margem gengival livre ao CEJ)

       Quando a posição da margem gengival era apical ao CEJ

           CAL = PPD + (distância da margem gengival livre ao CEJ)

       Quando a margem gengival estava no CEJ CAL = CEJ

Quando a crista da gengiva estava na superfície da raiz, a pontuação foi registada como negativa. No entanto, quando a crista da gengiva estava no esmalte, a pontuação foi registada como positiva. Ambas as medidas foram arredondadas para o milímetro inferior seguinte (mm).

<u>Recolha de amostras</u> (Como fonte de ADN):

Após a remoção da placa supragengival, os dentes foram isolados com rolos de algodão. A amostra da placa subgengival da superfície disto-lingual do incisivo lateral esquerdo da mandíbula foi recolhida com curetas graciosas estéreis e foi imediatamente imersa nos tubos estéreis de Eppendorf contendo 1ml de solução tampão T.E. O tampão T.E. mantém a homeostase e a viabilidade das células de modo a que o ADN não se perca durante o trânsito. (Fig.: 13, 14)

Composição do amortecedor T.E.

- Tris Hcl - 10mM
- EDTA - 1mM

Os tubos foram rotulados de acordo com o número de código atribuído a esse doente em particular e selados hermeticamente. Foi tido o cuidado de manter a identidade do paciente confidencial; por conseguinte, apenas foram utilizados números de código.

No prazo de 24 horas após a recolha de amostras, estas foram enviadas para o laboratório para análise genómica onde as amostras foram armazenadas a 4oC antes de serem processadas.

<u>**Extracção de ADN**</u>:

O ADN genómico foi obtido da amostra da placa pelo seguinte método:

- Adicionar 500 pl de amostra de placa em tubos de 2 ml e amostras de centrifugadora a 10.000 rpm durante 10 minutos(Fig.: 16)
- Um pellet de células bacterianas foi obtido por centrifugação de amostras e a camada sobrenadante assim obtida foi descartada.

- O depósito foi lavado pelo menos três vezes, adicionando 500 doentes de TE tampão. De cada vez, o tubo foi centrifugado a 10000 rpm durante 10 minutos. Esta etapa irá remover todo o material contaminante que é provável que venha a impedir a extracção e amplificação do ADN.
- Após a última lavagem, o sobrenadante tampão TE é descartado, e o depósito celular é tratado com 500 i l de tampão de Lise I. (Fig : 17)

Composição do tampão de lise I

Tritão X- 100 1%

Tris (pH 8,0) 10 mM 0,5 ml para 50 ml

EDTA 1mM100   il para 50 ml

- Depois é incubado durante 5 minutos e depois centrifugado a 10.000 rpm durante 5 minutos. Esta solução lisa a membrana celular e liberta o ADN.
- Depois de descartar o sobrenadante, o depósito é agora lavado com 50 i l de tampão de lise II. (Fig.: 17)

Composição do tampão de Lise II

Tris HCl (pH 8,0)	50 mM
KCl	50 mM
MgCl2	2.5 mM
Tween 20	0.45%
Nãoidet P-40	0.45%
Proteinase K	100 i g/ml adicionados

- O tampão de lise II lisa as restantes células não-lisadas e todo o ADN é libertado para o exterior da célula. A Proteinase K destrói a proteína da amostra. (Fig.: 18)
- A suspensão é então mantida a 75°C em banho-maria durante duas horas, seguida de fervura durante 10 minutos num banho-maria. Quando incubada a 75°C durante duas horas, a Proteinase k é inactivada e não interfere com a amplificação por PCR. (Fig.: 19, 20)
- A suspensão é então autorizada a arrefecer e armazenada a -20°C num frigorífico de congelação profunda até ser utilizada para amplificação.(Fig. 21)

Amplificação PCR para detecção do genótipo

A reacção em cadeia da polimerase é a técnica molecular in-vitro mais utilizada para a amplificação de um ou mais loci no ADN de interesse. Depende da amplificação de sequências específicas de ADN através da extensão simultânea de feixes complementares de ADN.

Os reagentes e primários necessários estão juntos para formar uma mistura de Cocktail PCR numa câmara de ar laminar (Fig.: 22, 23, 28). 22 Щ de mistura de cocktail PCR é adicionado a 3 Щ de amostra de ADN para PCR.

Por conseguinte, os componentes finais da mistura de PCR são:

- Modelo de ADN, que contém a região do fragmento de ADN a ser amplificado (Fig: 24)
- Dois primários, que determinam o início e o fim da região a ser amplificada. (Fig.: 26)
- Taq polimerase, uma DNA polimerase que copia a região a ser amplificada.(Fig.: 25)
- Trifosfatos de desoxinucleótido, (dNTPs) a partir dos quais a DNA polimerase constrói o novo ADN. (Fig.: 25)
- Solução tampão, que fornece um ambiente químico adequado para a DNA Polimerase que também contém cátions divalentes tais como iões de magnésio ou manganês e cátions monovalentes tais como iões de potássio.(Fig: 25)

A PCR foi realizada num termociclador PTC-100-60 (Corbett Research Germany®). (Fig: 29) É um instrumento automatizado programável que pode realizar ciclos térmicos repetíveis necessários para a PCR. Esta máquina aquece e arrefece os tubos de reacção dentro dela até à temperatura precisa necessária para cada etapa da reacção. Os instrumentos contêm blocos de aquecimento de alumínio para segurar os tubos Eppendorf com 100 Щ de capacidade.

A PCR utiliza dois primários, cada um complementar a fios opostos do ADN de interesse, o qual foi desnaturado por aquecimento. Um dos iniciadores dirige a síntese de um filamento de ADN, que pode ser então inicializado pelo segundo iniciador complementar.

Basicamente, o processo de PCR consiste de uma série de vinte a trinta e cinco ciclos. Cada ciclo consiste em três etapas principais:

1. **Desnaturação**: Este passo inicial envolve a separação do ADN duplo encalhado por

aquecimento (94-96oC) num único encalhado, expondo assim todos os locais presentes no mesmo.

2. **Recozimento:** Esta etapa é caracterizada pelo recozimento do par de iniciadores aos sítios que flanqueiam a região a ser amplificada. A temperatura nesta fase depende dos primários e é geralmente 5 ^{oC} abaixo da sua temperatura de fusão (45-60 ^{oC}).

3. **Extensão:** Durante esta etapa, a Taq-polimerase termoestável catalisa a síntese dependente do modelo de cordões de ADN complementares com a ajuda de desoxinucleótidos livres (dNTPs) presentes na mistura de reacção. Começa com o primário recozido e segue o seu caminho ao longo da fita de ADN. A temperatura óptima de alongamento é de 72 ^{oC}

Com base nestes princípios, a PCR foi realizada para a detecção de *genótipos P.gingivalis* & tipo II fimA.

PCR para *P.gingivalis*:

Composição da mistura do cocktail PCR (volume 25gl):

- I6,25 ul de água de qualidade biológica
- .25 Щ enzima Taq polimerase (1U/m) (Chromas Biotech®)
- 2,5 Щ de tampão de Taq polimerase 10X
- 2 misturas de dNTPs doentes
- 0.5Щ de Sense and antisense Primers (BioServe Accelerating Discovery, Bangalore)
    - 5'TGT AGA TGA CTG ATG GTG AAA ACC 3' (16S rRNA Forward Primer)
    - 5'ACG TCA TCC CCA CCT TCC TC 3' (16S rRNA Reverse Primer)

O protocolo de amplificação incluiu 1 ciclo de ^{950}C durante 5 minutos seguido de 30 ciclos de 940 C durante 30 segundos e 580 C durante 30 segundos e ^{720}C durante 30 segundos. No último ciclo, o ^{3o} passo, ou seja, a fase de extensão, foi realizado a ^{720}C durante 5 minutos. Após a conclusão de todos os ciclos, a temperatura foi mantida a ^{40}C até ao momento em que os tubos foram retirados. (Fig.: 30)

Electroforese em gel para a detecção de *P.gingivalis*:

Os produtos PCR foram resolvidos a 16 amperes com 3% de gel de agarose-Tris-acetate-EDTA tampão corado com brometo de etídio. Foi utilizado um marcador de 100-bp de ADN como referência para o tamanho molecular (Fig: 31)O sistema horizontal de electroforese em gel utilizado para a detecção de produtos PCR foi feito da seguinte forma:

- A agarose foi derretida em tampão de tanque e vertida numa plataforma de gel selada de tamanho apropriado.
- Antes de carregar a amostra de ADN/PCR do produto no gel, este era misturado com o corante. A composição do corante utilizado para o afundamento efectivo do ADN nos poços e marcação da distância percorrida, é a seguinte
    > Azul de bromofenol : 0,09%
    > Glicerol : 60%
- 15pl de cada produto PCR foi misturado com o corante de carregamento numa proporção de 5:1.
- As amostras de ADN amplificadas/PCR foram carregadas com uma micropipeta nos poços, que foram feitas utilizando um pente de número e dimensões variáveis, de acordo com o número e quantidade de amostras de ADN a serem carregadas (Fig:32,33,34,35) & e electroforese a 16 amperes em gel de agarose a 3% em tampão Tris-acetate/EDTA (0,9 M Tris EDTA). (Fig: 36)
- Uma vez que o ADN é carregado negativamente, migra para um pólo positivo quando colocado numa unidade de electroforese. A taxa de migração do ADN depende do tamanho do ADN. Os fragmentos de ADN mais leves movem-se mais rapidamente que os fragmentos mais pesados.
- Uma 'escada' padrão (L) de 1 kb foi carregada juntamente com amostras experimentais durante a electroforese em gel. O tamanho do fragmento de basepair (bp) da escada utilizada era previamente conhecido, contra o qual o tamanho da banda experimental (fragmento) foi comparado. (Fig. 31)
- Os géis foram corados com brometo de etídio (0,5 pg/ml), e o ADN foi visualizado sob luz UV (Transiluminador) através de um visualizador anexado e as imagens foram transferidas para o cartão de dados. (Fig.: 37,38,39,40)

PCR para *fimA de* tipo II:

Os produtos PCR que foram detectados positivos para *P.gingivalis* foram novamente submetidos à PCR para a detecção do tipo II *fimA*. A composição da mistura de cocktail de PCR (volume 25pl) utilizada foi a mesma que a utilizada para *P.gingivalis*, excepto para a sequência de iniciadores, que foram os seguintes

0,5pl de Primers Sense e Antisense (BioServe Accelerating Discovery, Bangalore) (Fig: 27)
- o 5'ACA ACT ATA CTT ATG ACA ATG G3' (Forward Primer)
- o 5'AAC CCC GCT CCC TGT ATT CCG A 3' (Reverse Primer)

O protocolo de amplificação incluiu 1 ciclo de ^{950}C durante 5 minutos seguido de 30 ciclos de 940 C durante 30 segundos e 580 C durante 30 segundos e ^{720}C durante 30 segundos. No último ciclo, $3°$passo, i.e. 48A fase de extensão foi levada a ^{720}C durante 5 minutos. Após a conclusão de todos os ciclos, a temperatura foi mantida a ^{40}C até ao momento em que os tubos foram retirados.

Os produtos PCR foram identificados para a presença de tipo II *fimA* utilizando Agarose Gel Electroforese da mesma forma que a descrita acima para *P.gingivalis*. (Fig.: 41)

Todos os valores registados de parâmetros clínicos e quantificação genotípica de diferentes grupos de estudo foram submetidos a análise estatística.

ARMAMENTÁRIO

Para recolha de amostras

- Espelhos bucais
- Sonda recta
- Sonda periodontal graduada Williams
- Explorador
- Pinça
- Luvas descartáveis
- Máscaras bucais descartáveis

- Cotonetes de algodão
- Bandeja para rins
- Gracey curette
- Tubos Eppendorf com tampão T.E
- Autoclave

Para extracção de ADN

- Micro Centrífuga (Genel Bangalore)
- Pipetas e micropipetas
- Boiões de medição
- Tampão TE
- Tampão de lise I
- Tampão de lise II
- Proteinase K
- Banho de água
- Frigorífico Deep Freeze

Para processamento de PCR

- Modelo de ADN
- Cartilhas
- Taq polimerase
- Trifosfatos de desoxinucleotídeos, (dNTPs)
- Solução tampão
- PTC-100-60 thermocycler (Corbett Research Germany®)
- Pipetas e micropipetas
- Armário de ar laminar

Para electroforese em gel

- 3% gel de agarose
- Corante de brometo de etídeo
- Plataforma de gel selada com pente para preparação do poço
- Kit de electroforese em gel (Genel Bangalore)
- Corante azul de bromofenol
- Transiluminador UV(Corbett Research Germany®)
- Pipetas e micropipetas

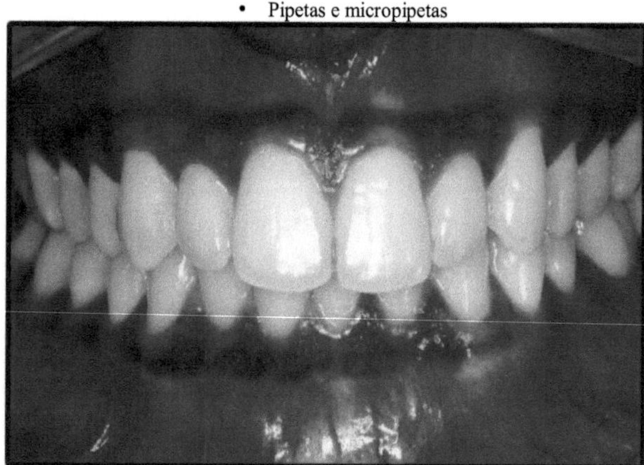

Fig 8 Grupo de Controlo (Saudável) Periodontium

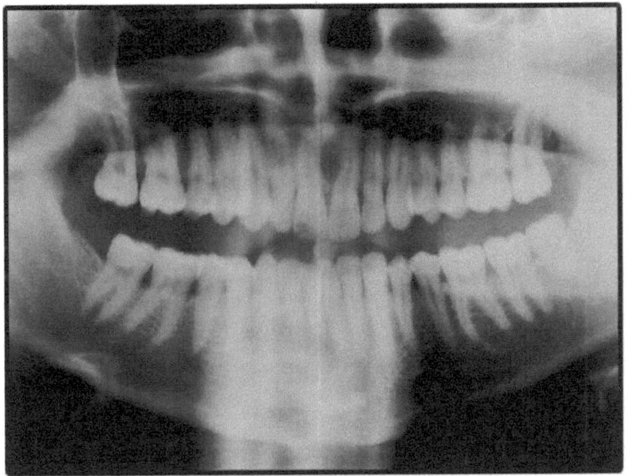

Fig 9 Grupo de Controlo OPG

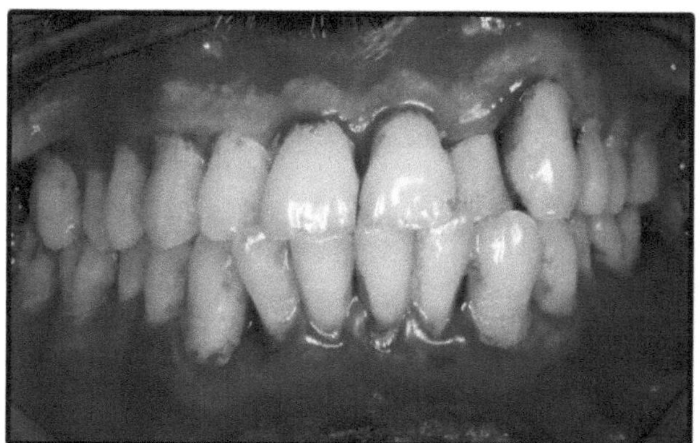

Fig.10 Periodontite Crónica

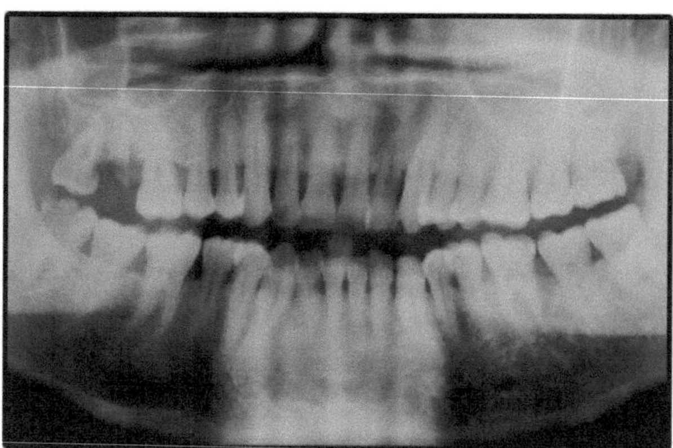

Fig.ll Periodontite Crónica - OPG

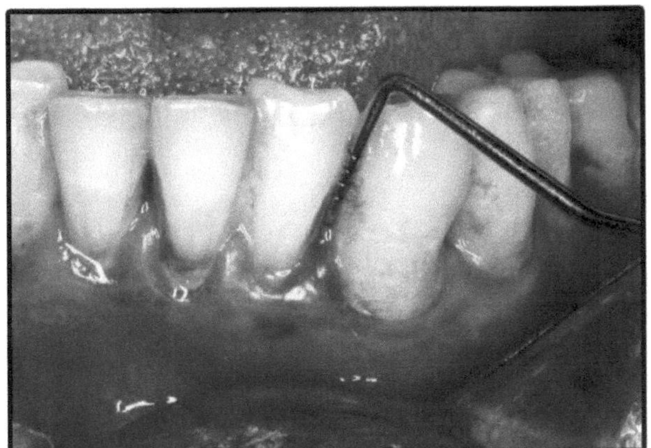

Fig.12 Periodontite Crónica - Profundidade da Sondagem

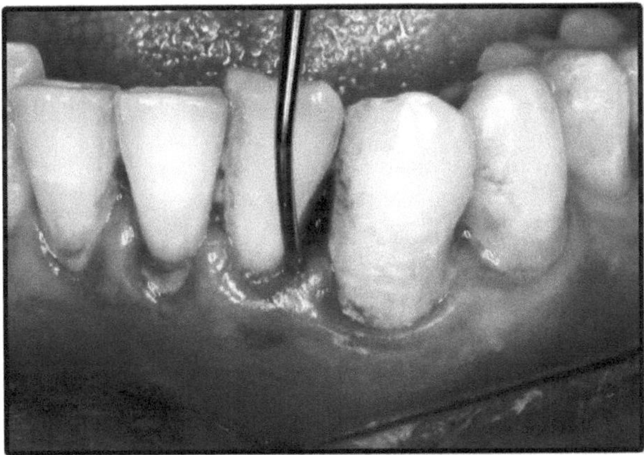

Fig. 13 Colecção de amostra de placa subgengival por Gracey Curette

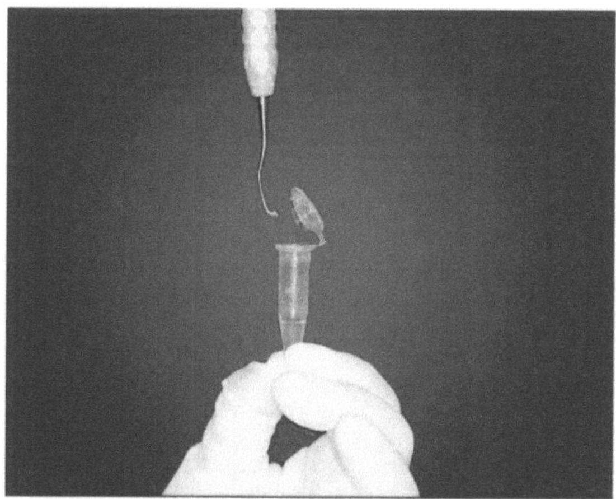

Fig.14 Transferência de amostra de placa em tubo eppendorf contendo o tampão TE

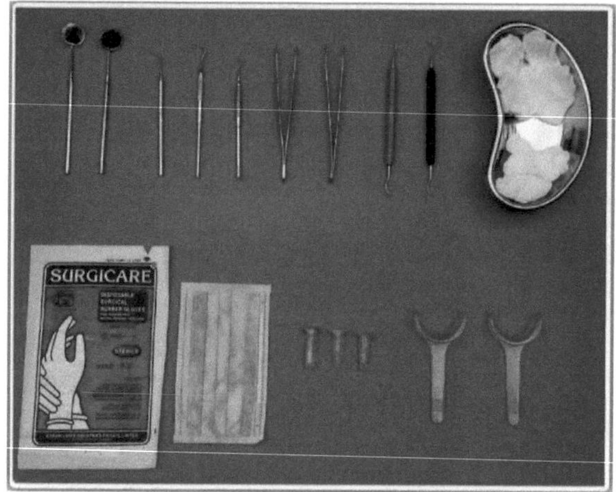

Fig.15 Armamentarium para recolha de amostras

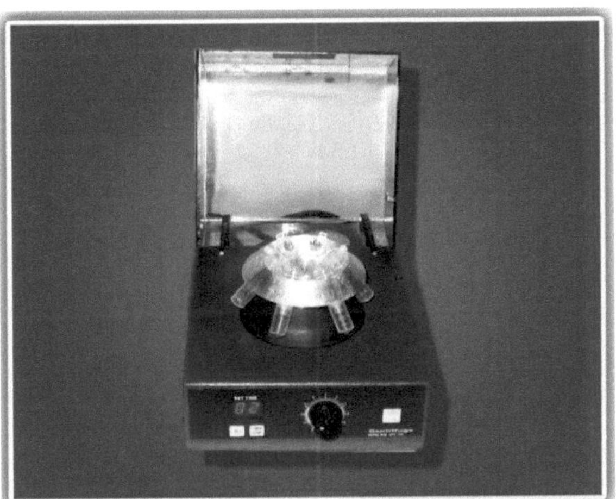

Fig.16 Centrifugação de tubos Eppendorf

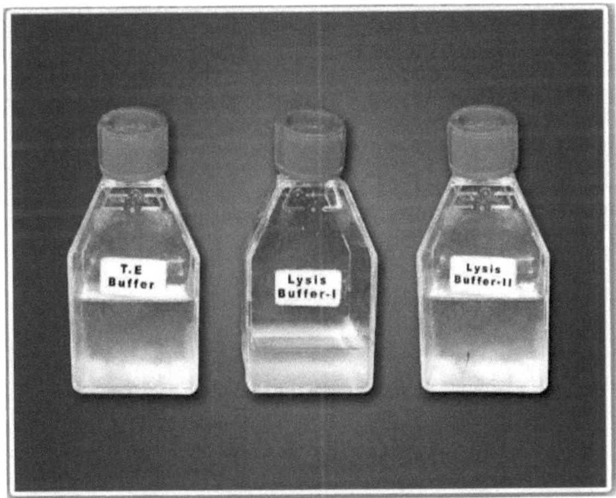

Fig.17 Buffers para extracção de ADN

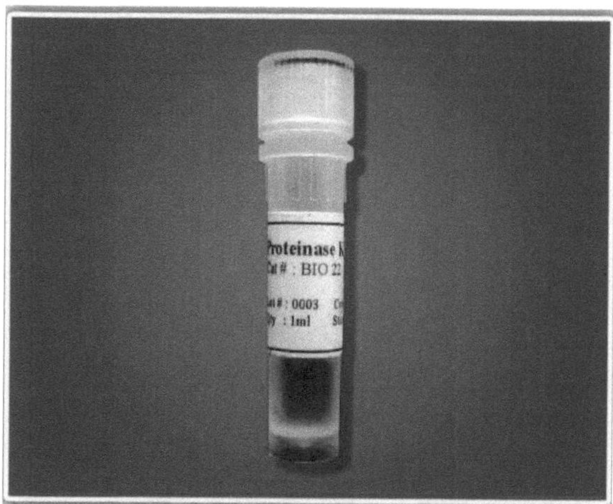

Fig.18 Proteinase κ

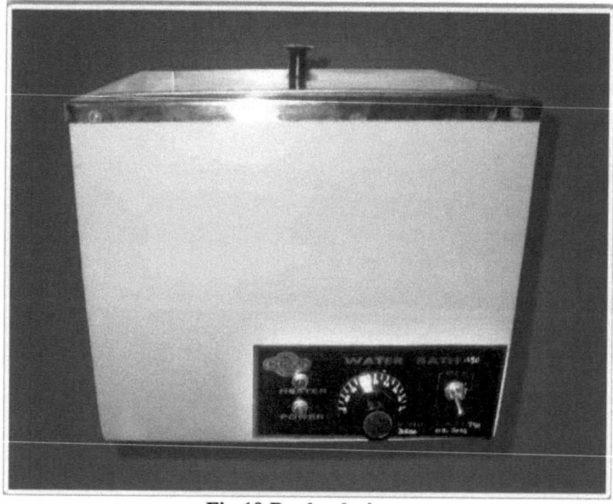

Fig.19 Banho de água

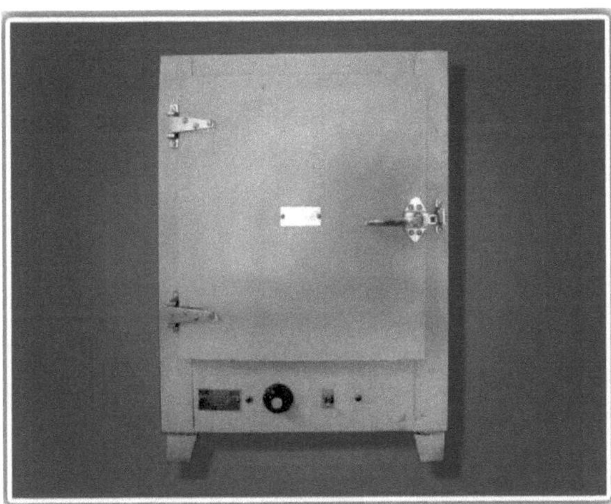

Fig.20 Incubadora

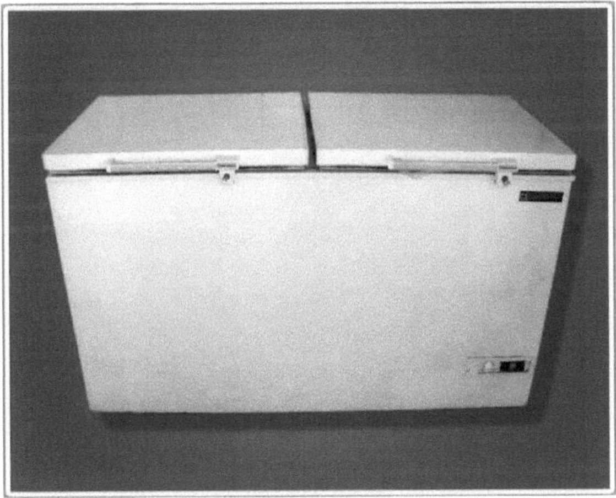

Fig.21 Frigorífico para armazenamento de amostras de ADN

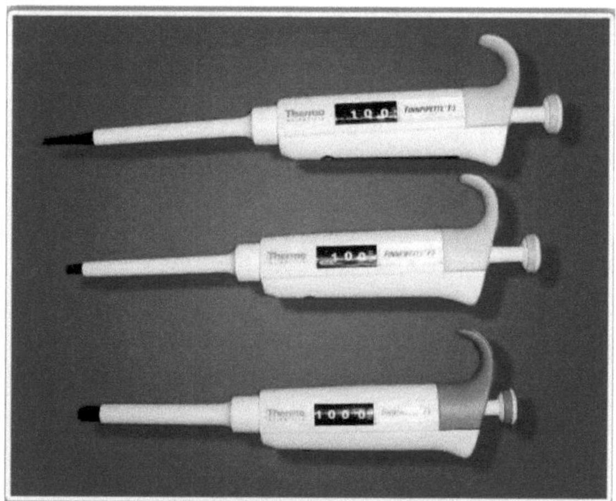

Fig.22 Micropipetas utilizadas durante o procedimento

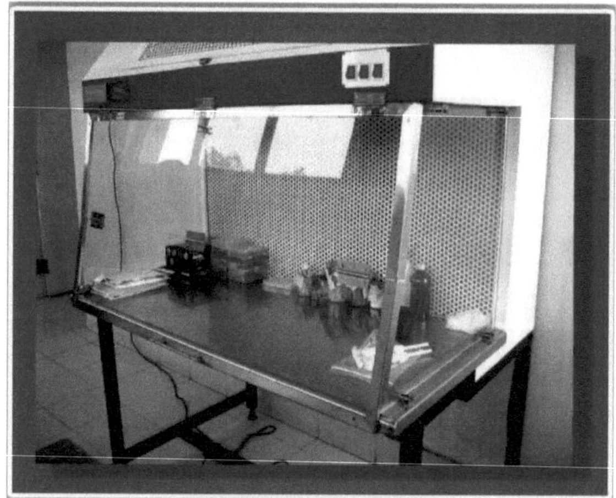

Fig.23 Armário de ar laminar

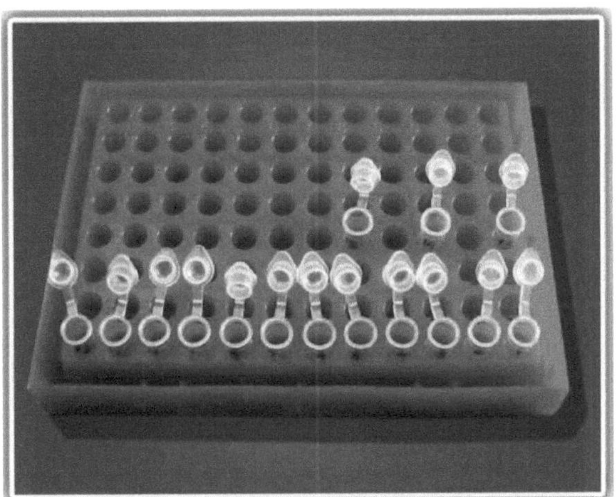

Fig.24 Amostras de ADN para PCR

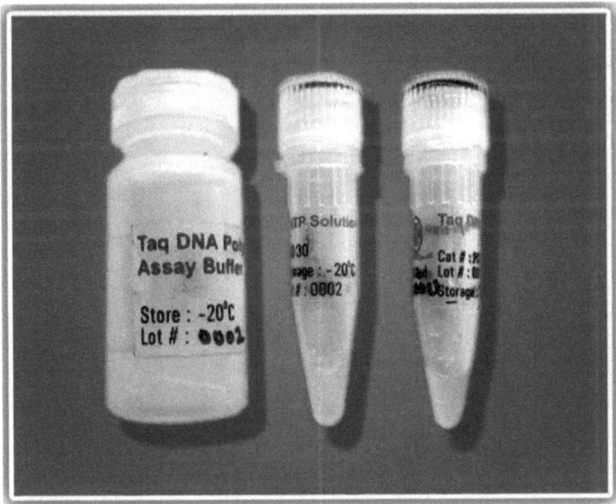

Fig.25 Taq Buffer, dNTP, Taq DNA Polimerase

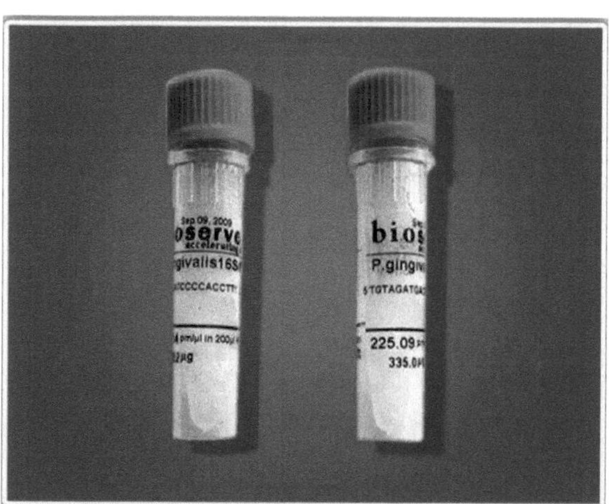

Fig.26 *Porphyromonas gingivalis* Primers

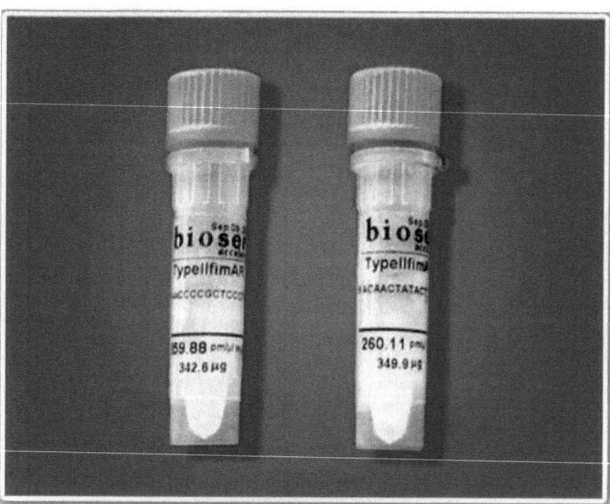

Fig.27 Genótipo Tipo II *fimA* Cartilhas

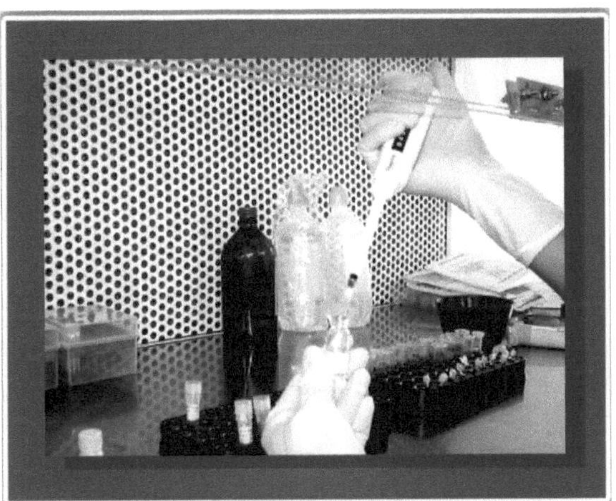

Fig.28 Preparação da Mistura de Reacção para PCR

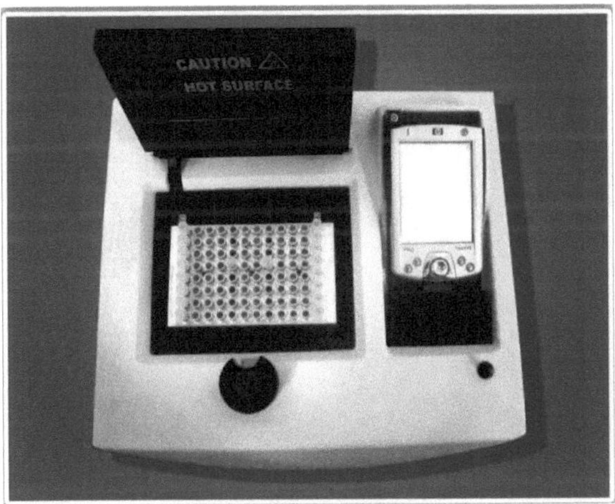

Fig.29 PTC- 100- 60 Thermocycler

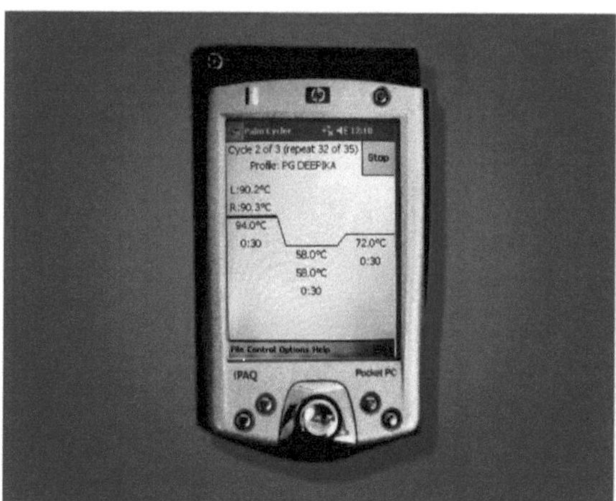

Fig.30 Condições de ciclismo térmico programado

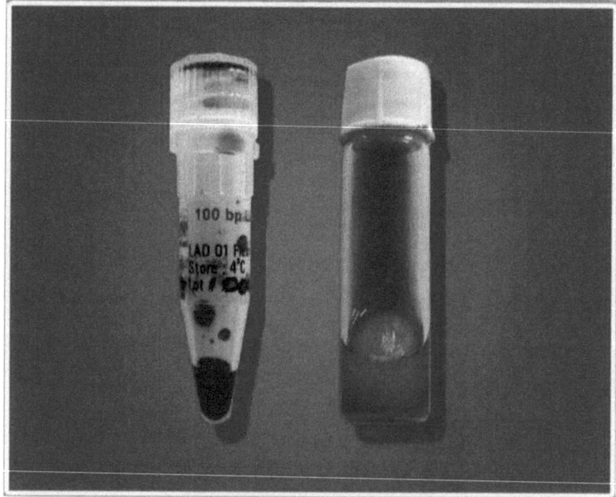

Fig.31 lOObp DNA Ladder, Corante de Brometo de Etídeo

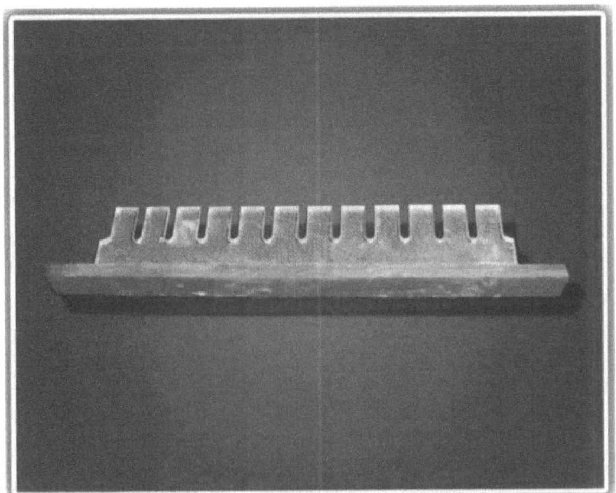

Fig.32 Combinação utilizada para a Preparação de Poços

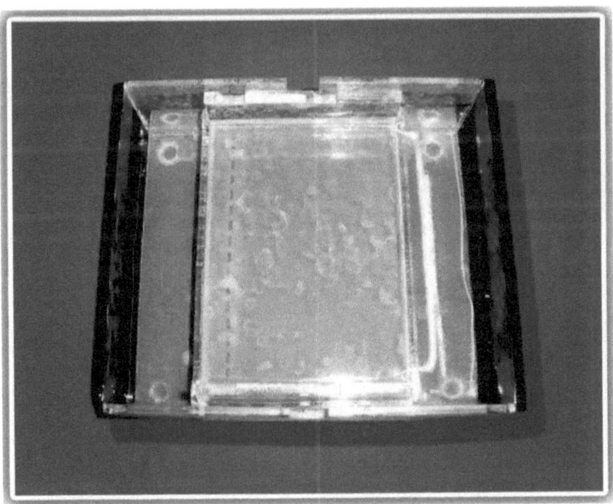

Fig.33 Gel de Agarose com Poços Preparados

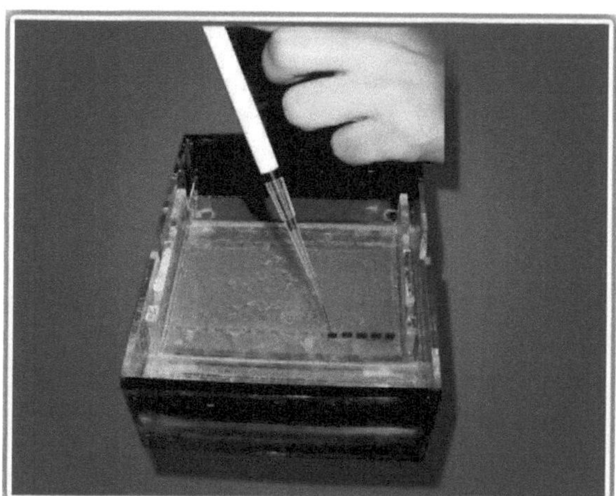

Fig.34 Carregamento de produtos PCR para os poços

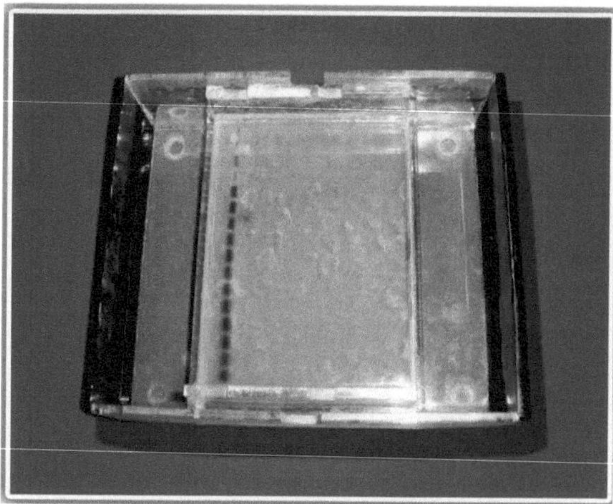

Fig.35 Poços no Gel de Agarose Carregados com Amostras

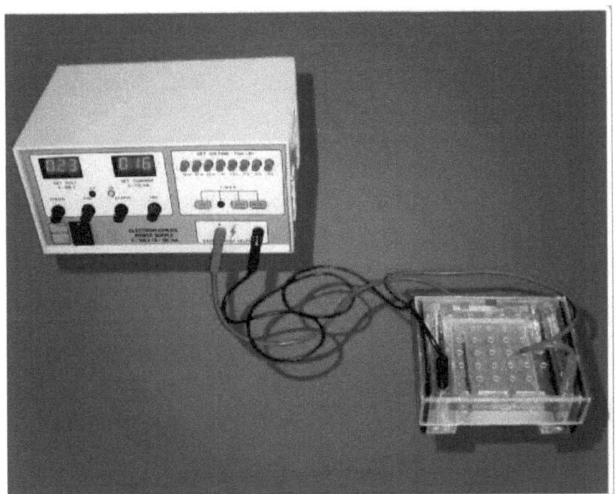

Fig.36 Sistema de electroforese em gel

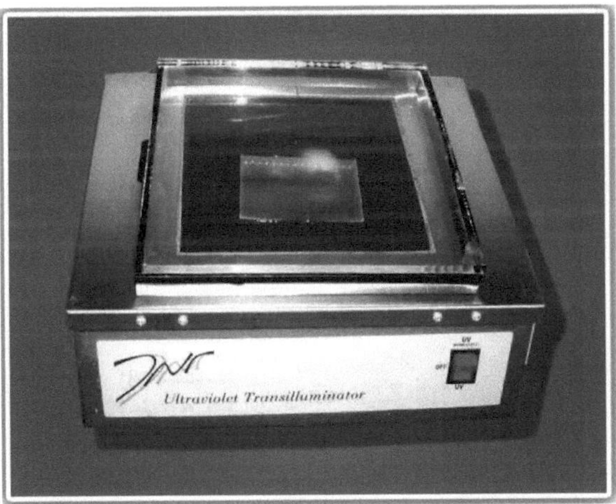

Fig.37 Gel Colocado em Transiluminador UV

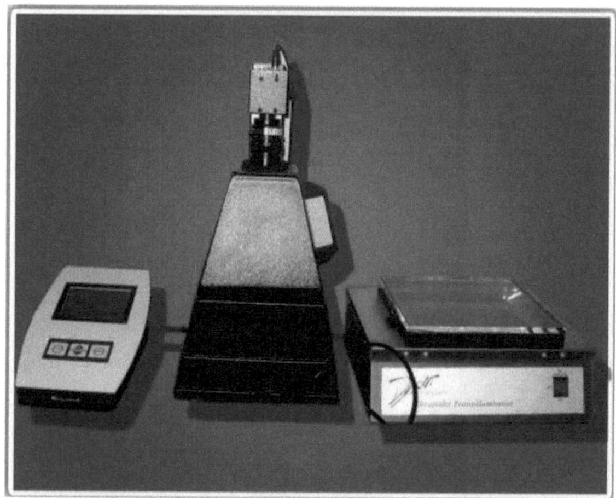

Fig.38 Transiluminador UV com Visualizador

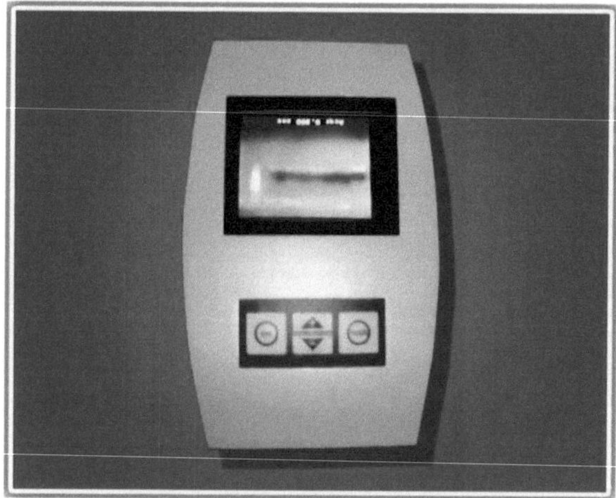

Fig.39 Bandas de ADN no Visualizador

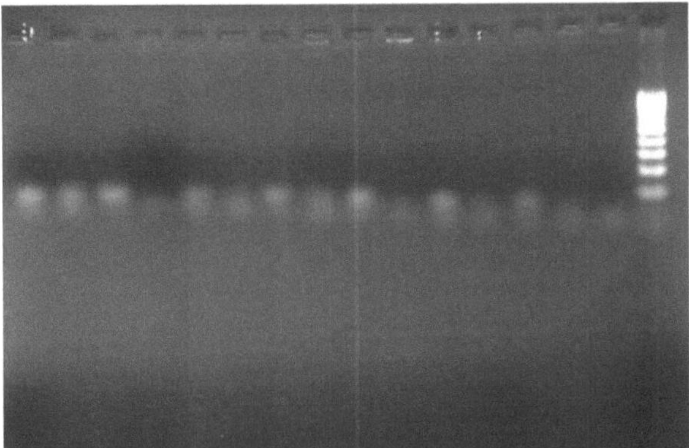

Fig.40 Bandas de ADN visualizadas - para *P. gingivalis*

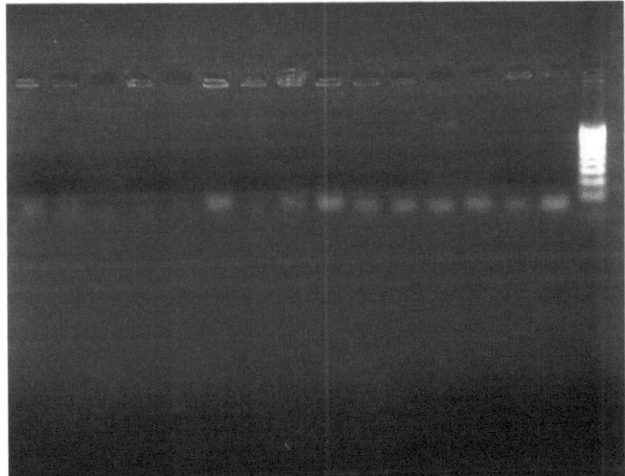

Fig.41 Bandas de ADN visualizadas para o genótipo Tipo II *fimA*

CAPÍTULO-6

RESULTADOS

O objectivo deste estudo foi avaliar a associação do genótipo do tipo II *fimA* de *Porphyromonas gingivalis* com a ocorrência de periodontite crónica e periodontite crónica em doentes com diabetes mellitus. Foram seleccionados um total de 75 pacientes, que preenchiam os critérios de selecção, sendo 25 sujeitos em cada grupo.

Os pacientes foram divididos em três grupos:

1) Grupo I : Sujeitos saudáveis sem doença periodontal
2) Grupo II : Periodontite Crónica
3) Grupo III: Periodontite crónica com diabetes mellitus tipo 2

O historial médico e pessoal do paciente, incluindo hábitos de higiene oral, foram registados. Foi obtido um consentimento informado de cada paciente após a explicação do desenho do estudo. Foi realizado um exame clínico completo, incluindo as seguintes variáveis:

1. Índice de placas (Silness and Loe, 1964)
2. Índice Gengival (Loe and Silness, 1963)
3. Sulcus Bleeding Index (Muhlemann and Son, 1971)
4. Profundidade do bolso de apalpação
5. Nível de Anexação Clínica

A amostra da placa foi recolhida de cada sujeito e foi imediatamente imersa nos tubos estéreis de Eppendorf contendo 1ml de tampão T.E. No prazo de 24 horas após a colheita das amostras, estas foram enviadas para o laboratório para análise genómica, onde as amostras foram armazenadas a 4oC antes de serem processadas.

A distribuição das amostras juntamente com os respectivos valores de índice de placa, índice gengival, índice de sangramento do sulco, profundidade de sondagem, nível de fixação clínica, resultados de PCR para *P. gingivalis* e Tipo II *fimA* para os Grupos I, II e III estão representados no gráfico principal. Os dados recolhidos foram tabelados e analisados estatisticamente.

74

<u>**ANÁLISE ESTATÍSTICA:**</u>

A análise estatística foi realizada com a ajuda de Primer of Biostatics software. Foram feitas múltiplas comparações de grupo para parâmetros clínicos, utilizando o teste ANOVA unidireccional seguido do teste Post-hoc Tukey para comparação em grupo. A comparação múltipla de grupo & de grupo para distribuição de P. gingivalis & tipo II fimA foi *feita por* meio de teste de qui-quadrado. O teste t não reparado foi utilizado para verificar a correlação entre GI, SBI e distribuição do tipo II *fimA*. O valor de p de <0,05 foi considerado como estatisticamente significativo.

PARÂMETROS CLÍNICOS (TABELAS 1 & 2, GRÁFICOS 1 & 2):
Índice da placa (Tabela 1, Gráfico 1):

O índice da placa foi tomado para avaliar o estado de higiene oral dos pacientes. O Índice de Placa médio para o Grupo I foi de 0,74 ± 0,29 e para o Grupo II foi de 2,32 ± 0,44 onde como foi de 2,19 ± 0,44 para o Grupo III.

Comparação de resultados de PI entre Grupos de Estudo: (Quadro 2)

Na comparação entre os grupos I & II, I & III os resultados deram um valor de p < 0,001 indicando-o como altamente significativo, enquanto que na comparação entre os grupos II & III foi obtido um valor de p > 0,05 indicando que os resultados não eram estatisticamente significativos.

Índice Gengival (Tabela 1, Gráfico 1):

O índice gengival médio no grupo de controlo foi de 0,31 com um desvio padrão de ± 0,24. Quanto ao grupo experimental II, foi de 1,94 ± 0,34 e, para o grupo III, foi de 1,90 ± 0,26.

Comparação das pontuações de IG entre Grupos de Estudo: (Quadro 2)

Os pares significativos em comparação foram o grupo I & grupo II e o grupo I & grupo III com um valor p altamente significativo <0,001. A diferença entre o Grupo II e o Grupo III foi estatisticamente insignificante.

Sulcus Bleeding Index (Tabela 1, Gráfico 1):

O índice médio de sangramento do sulco para o Grupo I foi de 0,46 com um desvio padrão de ± 0,28.

Para o Grupo Experimental II, foi de 3,95 com um desvio padrão de ± 0,55. O Grupo III tinha um índice médio de sangramento sulfúrico de 3,62 com um desvio padrão de ±0,50.

Comparação das pontuações da SBI entre Grupos de Estudo: (Quadro 2)

A comparação intergrupal entre I & II e I & III foi altamente significativa de acordo com o Teste Pós-Hoc Tukey com um valor de p <0,001. Quando os Grupos II e III foram comparados, o Grupo II apresentou uma pontuação significativamente mais alta no Índice de Sangramento de Sulcus com um valor de p<0,05.

Profundidade de bolso das sondas (Tabela 1, Gráfico 2):

A profundidade da bolsa de sondagem foi medida com a ajuda de uma sonda periodontal graduada Williams. A profundidade média da bolsa de sondagem para o grupo de controlo I foi de 1,61 ± 0,39. Do mesmo modo, a profundidade média da bolsa de sondagem para o grupo II foi de 4,84 ± 1,00. A profundidade média da sonda de bolso para o grupo III foi de 4,41 ± 0,81.

Comparação dos resultados da DP entre Grupos de Estudo: (Quadro 2)

Em comparação entre os grupos de controlo e experimentais (I & II e I & III), obtivemos um valor altamente significativo de p< 0,001, enquanto que na comparação entre os grupos II & III, os resultados obtidos foram estatisticamente insignificantes.

Nível de fixação clínica (CAL) (Quadro 1, Gráfico 2):

O nível de fixação clínica foi medido desde um ponto de referência fixo (CEJ) até à base da bolsa, utilizando a sonda periodontal graduada Williams. O nível médio de fixação clínica no Grupo II foi de 5,97 ± 1,15 e no Grupo III foi de 5,43 ± 1,01.

Comparação das pontuações CAL entre Grupos de Estudo: (Quadro 2)

Em comparação, foram obtidos resultados estatísticos significativos (p<0,001) entre grupos de controlo e grupos experimentais, enquanto que os resultados foram estatisticamente insignificantes quando os grupos experimentais foram comparados.

DISTRIBUIÇÃO DE *P.gingivalis* AMONG STUDY GROUPS: (Tabela 3; Gráfico 3)

P.gingivalis foi observado com frequência de 17, 15 e 12 com distribuição percentual de 68%, 60% e 48% em Controlo (Grupo I), Periodontite Crónica (Grupo II) e Periodontite Crónica com Diabetes mellitus tipo 2 (Grupo III) respectivamente.

Comparação da distribuição de P.gingivalis entre grupos de estudo:

O teste qui-quadrado revelou que, diferentes grupos de estudo mostraram uma diferença na distribuição de *P.gingivalis* com valor x_2 de 2,09, o que foi estatisticamente insignificante (p >0,05).

Entre os grupos I e II: A distribuição de *P.gingivalis* foi maior no Grupo I quando comparada com o Grupo II (68% versus 60% respectivamente). A distribuição de *P.gingivalis* entre os grupos não foi estatisticamente significativa. ($x^2 = 0,35$, p>0,05)

Entre os grupos I e III: A distribuição de *P.gingivalis* foi maior no Grupo I quando comparada com o Grupo III (68% versus 48% respectivamente). A distribuição de *P.gingivalis* entre os grupos não foi estatisticamente significativa. ($x^2 = 2,05$, p>0,05)

Entre os grupos II e III: A distribuição de *P.gingivalis* foi mais elevada no Grupo II quando comparada com o Grupo III (60% versus 48% respectivamente). A distribuição de *P.gingivalis* entre os grupos não foi estatisticamente significativa. ($x^2 = 0,73$, p>0,05)

DISTRIBUIÇÃO DO TIPO II *fimA* GENOTYPE: (Tabela 4; Gráfico 4)

O genótipo tipo II *fimA* foi observado com uma frequência de 5, 10 e 8 em *P.gingivalis* +ve casos com distribuição percentual de 29,4%, 66,6% e 66,7% em Controlo (Grupo I), Periodontite Crónica (Grupo II) e Periodontite Crónica com Diabetes mellitus tipo 2 (Grupo III) respectivamente.

Comparação da distribuição genotípica de tipo II *fimA* entre grupos de estudo:

O teste qui-quadrado revelou que, diferentes grupos de estudo mostraram uma diferença na distribuição do genótipo de tipo II *fimA* com valor x^2 de 5,80, o que foi estatisticamente significativo (p =0,05).

Entre os grupos I e II: A distribuição do genótipo tipo II *fimA* foi mais elevada no Grupo II quando comparado com o Grupo I (66,6% contra 29,4% respectivamente). A distribuição do genótipo de tipo II *fimA* entre os grupos foi estatisticamente significativa. ($x_2 = 4,44$,p<0,05)

Entre os grupos I e III: A distribuição do genótipo de tipo II *fimA* foi mais elevada no Grupo III quando comparado com o Grupo I (66,7% contra 29,4% respectivamente). A distribuição do genótipo de tipo II *fimA* entre os grupos foi estatisticamente significativa. ($x^2 = 3,95$,p=0,05)

Entre os grupos II e III: o genótipo Tipo II *fimA* foi igualmente predominante no Grupo II e no Grupo III (66,6% versus 66,7% respectivamente). A distribuição do genótipo de tipo II *fimA* entre os grupos não foi estatisticamente significativa. (**x2** = 0,0, p>0,05)

CORRELAÇÃO ENTRE A DISTRIBUIÇÃO DO TIPO II *FIMA*& GINGIVAL INDEX SCORE: (Tabela 5, Gráfico 5)

Foi demonstrado que os *P.gingivalis* com tipo II e tipo IV *fimA* são mais frequentemente detectados nos locais com hemorragia na sondagem. Para estudar a relação entre o genótipo de *P.gingivalis* tipo II *fimA* e a hemorragia gengival na sondagem, foi feita uma correlação no nosso estudo entre as distribuições de P.gingivalis tipo II fimA com ambos os *genótipos* GI & SBI.

Para o grupo I: O índice gengival médio no grupo de controlo para o tipo II *fimA* +ve casos é de 0,37 com um desvio padrão de ± 0,20, enquanto que nos casos que foram -ve para o tipo II *fimA, a* pontuação média da IG foi de 0,25 ± 0,20. O teste t não reparado revelou que a diferença não era estatisticamente significativa. (t=1,17, p >0,05)

Para o grupo II: a pontuação média da IG foi 1,99 ± 0,27 para casos de tipo II *fimA* & para -ve casos, foi 1,88 ± 0,32. Embora a pontuação GI fosse mais alta nos casos de tipo II *fimA*, a diferença não foi estatisticamente significativa. (t=0,72, p > 0,05)

Para o grupo III: Nos casos do tipo II *fimA, a diferença foi de* 1,90 ± 0,19 & em -ve casos, foi de 1,89 ± 0,19 & a diferença foi estatisticamente insignificante. (t=0,12, p > 0,05)

CORRELAÇÃO ENTRE A DISTRIBUIÇÃO DO TIPO II *fimA*& SULCUS BLEEDING INDEX SCORE: (Tabela 6, Gráfico 6)

Para o grupo I: A pontuação média SBI no grupo de controlo para casos em que o tipo II *fimA* foi detectado por PCR é de 0,50 com um desvio padrão de ± 0,24, enquanto que nos casos em que estes foram -ve para o tipo II *fimA, a* pontuação média SBI foi de 0,43 ± 0,25. O teste t não reparado revelou que a diferença não era estatisticamente significativa. (t=0,49, p > 0,05)

Para o grupo II: a pontuação média SBI foi de 4,02 ± 0,59 para casos do tipo II *fimA* & para -ve casos, foi de 3,65 ± 0,31. Embora a pontuação SBI fosse mais alta nos casos do tipo II *fimA*, a diferença não foi estatisticamente significativa. (t=1,65, p > 0,05)

Para o grupo III: Nos casos do tipo II *fimA, a diferença foi de* 3,80 ± 0,49 & em -ve casos, foi de 3,34 ± 0,53 & a diferença foi estatisticamente insignificante. (t=1,47, p > 0,05)

QUADRO 1: Estatística descritiva dos parâmetros clínicos dos grupos de estudo

	Grupo I		Grupo II		Grupo III	
Parâmetros clínicos	**Média**	**SD**	**Média**	**SD**	**Média**	**SD**
Índice da placa	0.74	0.29	2.32	0.44	2.19	0.44
Índice Gengival	0.31	0.24	1.94	0.34	1.90	0.26
Índice de Sangramento Sulcus	0.46	0.28	3.95	0.55	3.62	0.50
Profundidade de apalpação	1.61	0.39	4.84	1.00	4.41	0.81
Nível de Anexação Clínica	0.00	0.00	5.97	1.15	5.43	1.01

QUADRO 2: Comparação sensata entre pares de parâmetros clínicos de diferentes grupos de estudo

PARÂMETROS	GROUPI	GRUPO II	GRUPO III	*Valor F	Valor P	Pares significativos †
Índice da placa	0.74	2.32	2.19	122.8		I & II, I & III
Índice Gengival	0.31	1.94	1.90	272.9		I & II, I & III
Índice de Sangramento Sulcus	0.46	3.95	3.62	439.0	<0.001, HS	I & II, I & III e II & III
Profundidade de apalpação	1.61	4.84	4.41	127.8		I & II, I & III
Nível de Anexação Clínica	0.00	5.97	5.43	348.6		I & II, I & III

* Teste ANOVA Oneway

† Teste Pós-Hoc Tukey's HS - Altamente Significativo

QUADRO 3: Distribuição e comparação de *P.gingivalis* entre grupos de estudo

	Grupo I	Grupo II	Grupo III	Grupo I vs II vs III		Grupo I vs Grupo II		Grupo I vs Grupo III		Grupo I vs Grupo III	
				x^{2} &*	p valor e	x^{2} &*	p valor e	x^{2} &*	p valor	x^{2} &*	p valor
Distrib uição de *P.gingiv alis* (n)	17	15	12	2.09	0,35, NS	0.35	0,56, NS	2.05	0,15, NS	0.73	0,40, NS
Porcentag em idade (%)	68	60	48								

*chi-square teste

p >.05

NS - não significativo

QUADRO 4: Distribuição e comparação do genótipo Tipo II *fimA* em *P.gingivalis-positivecases* entre grupos de estudo

	Grupo I	Grupo II	Grupo III	Grupo I vs II vs III		Grupo I vs Grupo II		Grupo I vs Grupo III		Grupo II vs Grupo III	
				x^{2} &*	p valor	x^{2} &*	p valor	x^{2} &*	p valor	x^{2} &*	p valor
Distribuição de Tipo II *fimA* (n)	5	10	8	5.80	0.05, S	4.44	0.04, S	3.95	0.05, S	0.0	1.00, NS
Percentagem (%)	29.4	66.6	66.7								

*chi-square teste

p >.05

NS - não significativo

S - significativo

QUADRO 5: Correlação entre a pontuação do Índice Gengival e a distribuição do tipo II fimA _em_ casos P. gingivalis positivos

Distribuição de tipo II _fimA_	Grupo I				Grupo II				Grupo III			
	Média	SD	t ‡ valor	Valor P	Média	SD	t* valor	p valor	Média	SD	t* valor	p valor
+ve casos	0.37	0.20	1.17	0,28, NS	1.99	0.27	0.72	0,49, NS	1.90	0.19	0.12	0,91, NS
-ve casos	0.25	0.20			1.88	0.32			1.89	0.19		

*Teste t não reparado

QUADRO 6: Correlação entre a pontuação do Índice de Sangramento Sulcus e a distribuição do tipo II fimA _em_ casos P. gingivalis positivos

Distribuição de tipo II _fimA_	Grupo I				Grupo II				Grupo III			
	Média	SD	t* valor	p valor	Média	SD	t* valor	p valor	Média	SD	t* valor	p valor
+ve casos	0.50	0.24	0.49	0,64, NS	4.02	0.59	1.65	0,12, NS	3.80	0.49	1.47	0,20, NS
-ve casos	0.43	0.25			3.65	0.31			3.34	0.53		

‡Teste t não reparado

Gráfico 1: Pontuações PI, GI e SBI em grupos de estudo

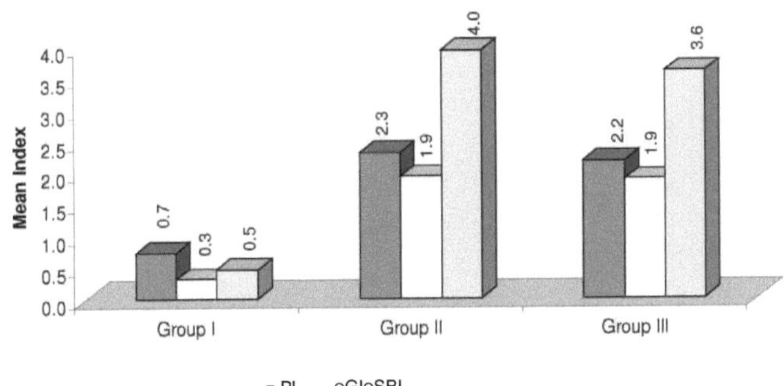

Gráfico 2: Pontuações PD e CAL em grupos de estudo

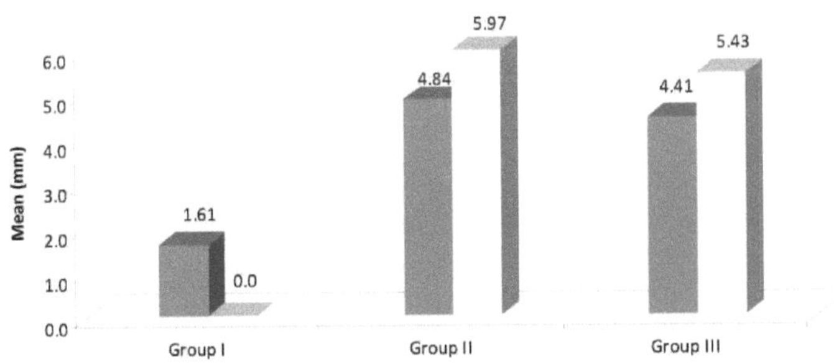

Gráfico 3: Distribuição de *P.gingivalis* (%) em grupos de
estudo

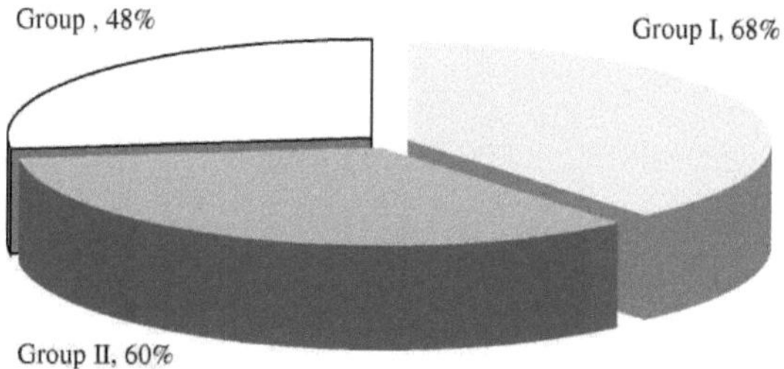
Group , 48%
Group I, 68%
Group II, 60%

Gráfico 4: Distribuição de Tipo II *fimA* em *P.gingivalis* + ve
casos

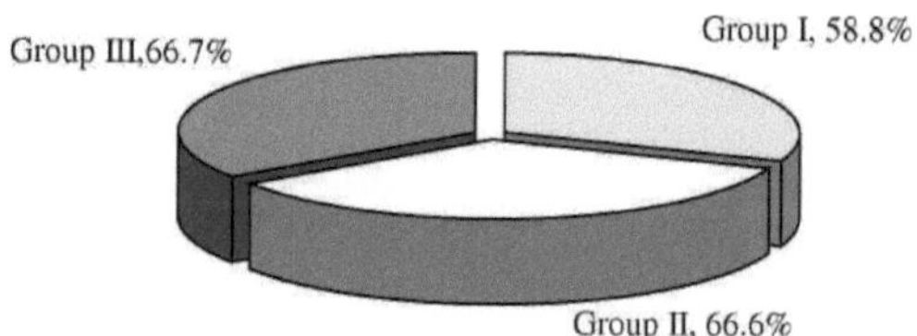
Group III,66.7%
Group I, 58.8%
Group II, 66.6%

Gráfico 5: Correlação entre a pontuação do Índice Gengival e a distribuição do tipo II fimA em casos P. gingivalis-positivos

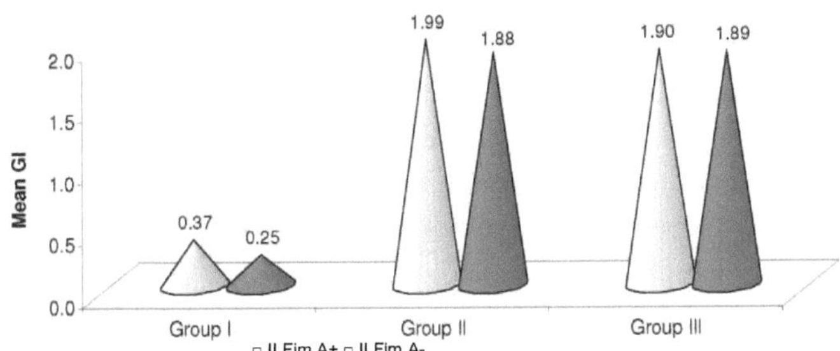

Gráfico 6: Correlação entre a pontuação do Índice de Sangramento Sulcus e a distribuição do tipo II fimA em casos P. gingivalis-positivos

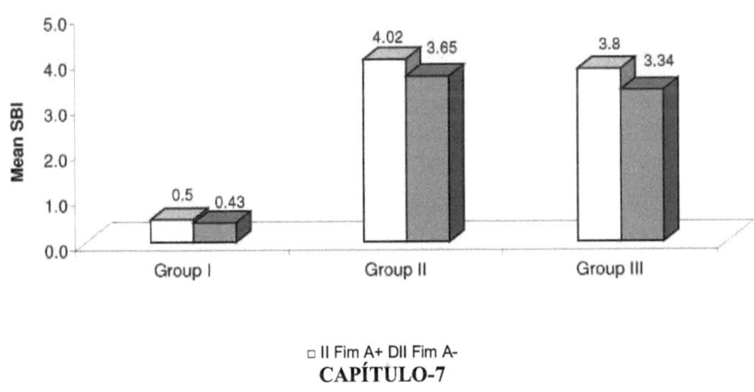

CAPÍTULO-7

DISCUSSÃO

As doenças periodontais são infecções que resultam em vários graus de ligação do tecido conjuntivo à volta dos dentes, causando a perda parcial ou total dos dentes nos indivíduos afectados. [105] A nível mundial, representam um grave problema de saúde oral, com uma prevalência global de cerca de 10 a 20%. A proporção de pessoas afectadas varia entre as diferentes populações geográficas, étnicas e raciais, bem como entre os diferentes grupos etários. [106]

As doenças periodontais são consideradas uma entidade de doença heterogénea causada pelas acções e interacções complexas de uma série de bactérias patogénicas e são modificadas por vários factores hospedeiros. [98] *P. gingivalis*, uma haste anaeróbia gram-negativa pigmentada a preto, residente em biofilmes sub-gengivais, é amplamente reconhecida como contribuinte para o desenvolvimento da periodontite juntamente com outros agentes patogénicos orais. [1, 18]

A *Porphyromonas gingivalis* abriga uma série de factores de virulência, por exemplo, fimbriae, lipopolissacarídeo, colagenase, e cisteína proteinases. É capaz de invadir células do tecido hospedeiro e pode assim ser protegida do sistema imunitário do hospedeiro e sobreviver intracelularmente num ambiente nutricionalmente rico. *P. gingivalis* também pode ser isolada de indivíduos saudáveis e é, portanto, reconhecida como parte da microflora oral comensal. [12, 107]

As provas cumulativas indicam que a capacidade de *P. gingivalis* de aderir aos componentes da saliva, células hospedeiras, superfícies sólidas e células bacterianas é facilitada pelas suas fimbriae. [11,57] Estes são apêndices encaracolados e filamentosos dispostos peritrichamente na superfície celular do organismo11 e foram classificados em formas maiores e menores. [55,57] As fímbrias maiores (FimA) foram estudadas extensivamente. São construídas a partir de uma subunidade de proteína monomérica de fimbrilina de aproximadamente 43 kDa e são directamente responsáveis por muitas das propriedades adesivas do organismo, ligando-se especificamente e activando várias células hospedeiras, tais como células epiteliais humanas, endoteliais, e do baço, e monócitos do sangue periférico, resultando na libertação de citocinas e várias moléculas de adesão. [1,12,57,107]

O gene *fimA* ocorre como uma única cópia no cromossoma de *P. gingivalis*. Foi classificado em seis tipos (genótipos I, Ib, II, III, IV, e V) com base na variação da sua sequência nucleotídica. [14,58,60] Vários estudos avaliaram a diferença patogénica nos genótipos de *fimA* em animais através da utilização quer de um modelo para injecção subcutânea em roedores, quer de um modelo de abcesso em ratos. Estes estudos mostraram que os isolados que abrigam os genótipos *FimA* II, Ib, e IV causam

sintomas infecciosos e alterações inflamatórias do que estirpes que abrigam os genótipos *fimA* I e III [33,57,88,108]

As descobertas de Nakagawa et al demonstraram que o FimA recombinante correspondente ao genótipo *FimA* II tem uma maior capacidade de aderir e invadir células epiteliais humanas do que o FimA correspondente às proteínas de outros genótipos. [82] Por outro lado, Umeda et al. concluíram, após estudar a adesão e a invasão de diferentes genótipos de *fimA* com células epiteliais, que não existiam diferenças significativas entre os genótipos. [93]

Vários estudos clínicos indicaram que a variação do nucleótido no gene está relacionada com a virulência das estirpes. Em doentes com periodontite marginal crónica, os organismos *P. gingivalis* com genótipo *fimA* II são significativamente mais prevalecentes do que os isolados com outros genótipos. A relação de saúde periodontal e genótipos específicos de *fimA* também foi investigada, e verificou-se que o genótipo de *fimA* I é o mais prevalecente entre adultos saudáveis *P. gingivalis-positivos*, seguido pelo genótipo V. [98]

Além disso, foi investigado que certas doenças e condições sistémicas alteram os tecidos e fisiologia do hospedeiro, o que pode prejudicar a integridade da barreira do hospedeiro e a defesa do hospedeiro contra infecções periodontais, resultando em doenças mais destrutivas. [20] doentes DM são susceptíveis a todos os tipos de infecções; contudo, parecem ser particularmente vulneráveis a bactérias Gram-negativas, que podem estar envolvidas em infecções do tracto urinário, tecidos moles e tecidos periodontais. [18, 109] A periodontite grave coexiste frequentemente com a diabetes e é considerada como a sexta complicação da doença, uma vez que tanto os doentes diabéticos do tipo 1 como do tipo 2 apresentam um risco três a quatro vezes maior de periodontite. [7,9]

No nosso estudo o genótipo *fimA* tipo II foi escolhido como gene candidato porque os clones com *fimA* tipo II têm uma virulência significativamente maior in vitro e in vivo foi provado em vários estudos. A associação de *P. gingivalis* tipo II *fimA* à periodontite com diabetes tipo 2 ainda não é clara. Os poucos relatórios que compararam directamente a microbiota da placa dentária em indivíduos de diferentes localizações geográficas, mostraram diferenças na composição microbiana. Estas diferenças no desafio microbiano subgengival pode ter impacto no resultado da terapia periodontal. [17]

Tendo em conta estes resultados, o presente estudo foi concebido na população de Davangere para identificar o genótipo tipo II *fimA* de *P. gingivalis* em periodontite saudável e crónica com e sem diabetes mellitus. Neste estudo de controlo de casos, foram incluídos 75 indivíduos entre a faixa etária de 30-69 anos da população de Davangere. Os indivíduos foram divididos em 3 grupos de 25 indivíduos, cada um com base sobre os seus parâmetros clínicos como Controlo (Grupo I), Periodontite Crónica (Grupo II) e Periodontite Crónica com tipo 2 DM (Grupo III).

Os indivíduos que tomaram antibióticos nos últimos 3 meses e que receberam limpeza profissional ou cirurgia periodontal nos três meses anteriores ao estudo foram excluídos do estudo porque pode alterar a flora bacteriana da cavidade oral. Os doentes com doenças dos tecidos duros ou moles orais, excepto cáries e doenças periodontais, também foram excluídos do estudo. As mães grávidas e lactantes não foram incluídas no estudo porque a sua inclusão afectaria a distribuição das amostras e poderia impedir a associação da doença periodontal ao estatuto genotípico. [110] Os fumadores e utilizadores de tabaco sem fumo foram excluídos do estudo porque o tabagismo foi estabelecido como um factor de risco importante no desenvolvimento de doenças periodontais, que modificam a resposta imunitária inflamatória do hospedeiro, suprimindo a actividade de vários mediadores inflamatórios. [111]

Os critérios diagnósticos para o presente estudo foram estabelecidos de acordo com as recomendações do Workshop Mundial de 1999112. O diagnóstico foi feito dependendo do histórico do caso, da medição da profundidade da bolsa de sondagem, da perda da fixação clínica e dos resultados radiográficos. O diagnóstico da presença de diabetes mellitus tipo 2 foi feito através da determinação dos níveis de glicose no sangue em jejum e do historial de medicamentos do paciente. Após a remoção da placa supragengival, a amostra da placa subgengival da superfície disto- lingual do incisivo lateral esquerdo da mandíbula foi recolhida com curetas graciosas estéreis e transferida para os tubos estéreis de Eppendorf contendo solução tampão T.E.

No nosso estudo, Gracey curette foi utilizada para recolher amostras de placas subgengivais em vez de pontos de papel porque foi observado por **Baker et al113** que a distribuição não homogénea de células bacterianas numa amostra pode não ser adequadamente representada por uma amostragem absorvente de pontos de papel. A razão possível para esta descoberta é que os pontos ficam saturados pela camada superior, sendo assim incapazes de absorver os microrganismos das camadas inferiores. Assim, uma cureta pode ser mais adequada para a recuperação de bactérias potencialmente patogénicas aderentes às superfícies radiculares em aspectos mais profundos da bolsa.

Neste estudo, o incisivo lateral foi seleccionado para a recolha de amostras de placas, porque este dente apresentava o valor mais elevado de LAL e PPD. Este método de amostragem específico do dente foi utilizado como um representante da boca do paciente para evitar variações. [96]

O ADN genómico foi extraído de uma pastilha de células bacterianas obtida após centrifugação de amostras de placas subgengivais. A PCR foi realizada para detectar *P. gingivalis* usando iniciadores específicos para 16S rRNA, e depois para identificar os seus genótipos, foram usados iniciadores específicos para tipo II *fimA*, como descrito anteriormente por **Amano et al.** [13] A PCR foi usada para a detecção de *P. gingivalis* porque este método tem 82uma maior sensibilidade e especificidade do que outras técnicas como a cultura bacteriana e a utilização de sondas de ADN, como provado por **Riggio et al114** e **Siqueira et al115**, respectivamente. Os produtos PCR digeridos resultantes foram electroforesados a 16 amperes num gel de agarose a 3% e analisados utilizando um sistema de documentação em vídeo após coloração com brometo de etídio.

INTERPRETAÇÃO DOS RESULTADOS:
Índice da placa:

Para avaliar o estado de higiene oral dos pacientes, foi registado um índice de placa bacteriana (PI) completa da boca. O índice médio da placa para os Grupos I, II e III foi de 0,74 ± 0,29, 2,32 ± 0,44 e 2,19 ± 0,44 respectivamente, sendo a pontuação mais alta para a periodontite crónica seguida de periodontite crónica com tipo 2 diabetes mellitus e grupo de controlo.

O grupo de Controlo tinha menor pontuação de PI sugerindo menor depósito microbiológico local nos mesmos e, por conseguinte, ausência de doença periodontal. Houve diferença estatisticamente significativa (P< 0,05) entre os grupos saudáveis e doentes, indicando que a placa é o factor iniciador e desempenha um papel importante na causa da periodontite.

A diferença nos valores médios de PI para os grupos II e III foi de 0,13 o que não foi estatisticamente significativo (P> 0,05). Estes resultados estão de acordo com **Muthusamy** et al. [116] que observaram valores médios de 2,02 ± 0,42 e 2,1 ± 0,24 em PC sem DM & PC com grupos DM respectivamente.

Índice Gengival (IG)

Foi também registada uma IG de boca cheia para avaliar o estado gengival dos pacientes. O índice gengival médio foi de 0,31 ± 0,24, 1,94 ± 0,34 e 1,90 ± 0,26 para os grupos I, II e III, respectivamente. A diferença média nos índices de IG para os grupos I & II e I & III foi estatisticamente significativa (p < 0,05). O grupo Controlo teve menor pontuação GI em comparação com os grupos doentes, sugerindo menor inflamação gengival e, consequentemente, ausência de doença.

A diferença média na pontuação GI para os grupos II e III não foi estatisticamente significativa (p> 0,05), o que revela a presença de inflamação gengival consistente em ambos os grupos. Estes resultados estão de acordo com **Muthusamy** et al. [116] que observaram valores médios do índice gengival de 2,2 ± 0,33 e 2,3 ± 0,45 em CP sem DM & CP com grupos de DM, respectivamente.

Índice de sangramento de Sulcus (SBI)

Embora a hemorragia na sondagem possa não ser um indicador positivo da perda contínua de fixação, é um indicador fiável da presença de inflamação e do potencial de perda subsequente de fixação no local de hemorragia. Assim, foi também registado um Índice de Sangramento de Sulcus de boca cheia (SBI) para todos os doentes. O Índice de Sangramento de Sulco médio para os Grupos I, II e III foi de 0,46 ± 0,28, 3,95 ± 0,55 e 3,62 ± 0,50. A diferença média nos escores de SBI para os **Grupos I & II e I & III foi** estatisticamente significativa(p< 0,05) Isto indica que, o sangramento gengival foi elevado em ambos os grupos doentes (Grupo II & III) quando comparado com o controlo que sugere a presença de actividade da doença nos mesmos.

Na comparação da diferença média da pontuação SBI, no grupo II, o valor médio da pontuação SBI foi significativamente mais elevado em comparação com o grupo III.

Profundidade da Sondagem (PD)

A profundidade da bolsa de sondagem é um dos parâmetros clínicos importantes utilizados para diagnosticar a gravidade da doença. A profundidade média da bolsa de sondagem para o grupo I foi de 1,61 ± 0,39, para o grupo II foi de 4,84 ± 1,00 e para o grupo III foi de 4,41 ± 0,81. A diferença média na pontuação da DP para os grupos I & II e I & III foi estatisticamente significativa (P < 0,05). Isto está de acordo com **Davila-Perez et al.** [96] que observaram a profundidade de sondagem de 1,91 ±0,27, 5,24 ± 1,2 e 5,25 ± 1,15 para os grupos I, II e III respectivamente e a diferença entre os grupos de controlo e doentes foi estatisticamente significativa.

A diferença média na pontuação PD para os Grupos II e III foi de 0,43 que foi estatisticamente insignificante & estão de acordo com Davila-Perez **et al. 96 e Muthusamy et al.** 116 que observaram uma profundidade média de sondagem de 6,92 ± 0,37 e 6,82 ± 0,30 em PC sem DM & PC com grupos DM respectivamente.

Perda de Anexos Clínicos (CAL)

A medição CAL foi utilizada no presente estudo para comparar a perda do aparelho de suporte dentário entre grupos de estudo. O CEJ foi considerado como um ponto de referência fixo para a medição. O nível médio de fixação clínica no Grupo II foi de 5,97 ± 1,15 e no Grupo III foi de 5,43 ± 1,01.

A diferença média nos resultados CAL para os grupos I e II foi de 5,97 e para os grupos I e III foi de 5,43 o que foi estatisticamente significativo (p < 0,05).Isto está de acordo com o estudo feito por Davila-Perez **et al. 96 que** encontraram a média PPD e LAL no grupo II (periodontite) e no grupo III

(Periodontite + DM) foram significativamente maiores do que os do grupo I (saudável).

A diferença média nas pontuações CAL para os Grupos II e III foi de 1,17 que foi estatisticamente insignificante & estão de acordo com Davila-Perez et al. **96**

Distribuição de *P.gingivalis*

P. gingivalis é alegadamente detectado não só com alta frequência em doentes com periodontite, mas também com baixa frequência em indivíduos periodontalmente saudáveis, sem inflamação gengival acentuada. As evidências acumuladas sugerem uma heterogenicidade clonal em virulência entre várias estirpes de P. *gingivalis*. De acordo com a diversidade da patogenicidade, as estirpes não associadas à doença podem estar presentes no grupo de controlo. Do mesmo modo, no nosso estudo, a prevalência de *P. gingivalis* em indivíduos saudáveis (grupo I) foi de 68%.

Estes resultados não se correlacionam com outros estudos que são realizados em diferentes localizações geográficas. **Griffen et al.** [117] investigaram a distribuição de *P. gingivalis* nas amostras de placa subgengival de 181 pessoas saudáveis do período e relataram uma ocorrência de 25%. **Yang et al**. [118] relataram que *P. gingivalis ocorreu* em 23,1% de 91 indivíduos taiwaneses saudáveis no período. **Amano et al13 relataram** que *P. gingivalis* foi detectado em 36,8% de adultos saudáveis do período periodontalmente. **Missailidis et al.** [89] na população brasileira detectaram *P. gingivalis* em 17,7% dos doentes sem ruptura periodontal. **Zhao et al119** relataram que *P. gingivalis* foi detectado em 22,1% de adultos chineses periodontalmente saudáveis.

Esta discrepância na distribuição de *P.gingivalis* em indivíduos saudáveis do nosso estudo pode ser atribuída a diferenças em grupos étnicos, costumes, localizações geográficas, etc. **Haffajee et al.** [17] relataram que os perfis microbianos de amostras de placas subgengivais de indivíduos com periodontite crónica em diferentes localizações geográficas mostraram diferenças surpreendentemente marcadas. Reportaram que a prevalência de *Porphyromonas gingivalis* diferia em proporções entre vários países & a diferença era estatisticamente significativa (p<0,001).

A prevalência de *P.gingivalis* foi de 60% em indivíduos com periodontite (grupo II). Estes resultados são semelhantes a outros estudos em que se observou uma taxa de prevalência diferente. **Davila-Perez et al.** [96] relataram uma taxa de prevalência de 70% em doentes com periodontite crónica na população mexicana. **Zhao et al119 relataram** que *P. gingivalis* foi detectado em 81,7% dos adultos chineses com periodontite crónica. **Missailidis et al.** [89] na população brasileira detectaram *P. gingivalis* em 89,4% dos doentes com periodontite.A taxa de detecção de *P.gingivalis* em doentes com diabetes mellitus tipo 2 com periodontite crónica foi de 48% no nosso estudo. Isto difere de **Davila-Perez et al.** [96] e **Ojima et al16** que relataram uma taxa de prevalência de 70% & 79,7% respectivamente em pacientes com diabetes mellitus tipo 2 com periodontite crónica.

Em comparação entre os grupos saudáveis (grupo I) e doentes (grupo II e III), a diferença não foi estatisticamente significativa, o que é contrário a Zhao et al119 e [Davila-Perez] et al. 96 que relataram diferença estatisticamente significativa entre os grupos saudáveis e doentes.

A distribuição de *P.gingivalis* foi comparada entre periodontite crónica (grupo II) e periodontite crónica com diabetes mellitus tipo 2 (grupo III), a prevalência foi maior no grupo II em comparação com o grupo III, mas a diferença não foi estatisticamente significativa. Estes resultados estão de acordo com **Davila-Perez et al.** [96] que relataram distribuição igual de *P.gingivalis* em ambos os grupos. Estes resultados sugerem que outros factores, tais como resposta imunitária alterada, deficiências microvasculares e a presença de produtos finais de glicação avançada devem ser considerados para explicar a elevada prevalência de periodontite no T2DM, conforme observado por **Joshi et al.** [120]

PREVALÊNCIA DO TIPO II *fimA* GENOTYPE EM *P. gingivalis* POSITIVE STRAINS:

No nosso estudo, descobrimos que a distribuição de *P.gingivalis* era de cerca de 68% em adultos saudáveis. Além disso, em *P.gingivalis* +ve amostras, o tipo II *fimA* foi detectado usando iniciadores específicos & verificou-se que era de 29,4%. Isto sugere que existe a existência de organismos *P.gingivalis* não associados à doença nos indivíduos saudáveis, uma vez que estes mostraram sintomas negligenciáveis de periodontite. Estes resultados são semelhantes ao estudo feito por **Missailidis et al.,**[89] onde a prevalência do genótipo tipo II *fimA* na população brasileira foi de 33,3% para pacientes sem ruptura periodontal. Contudo, outros investigadores como **Davila- Perez et al.** [96] relataram uma taxa de prevalência de 8% em doentes saudáveis na população mexicana. **Amano et al13 relataram** que o genótipo de tipo II *fimA* foi detectado em 9,4% dos adultos saudáveis do período japonês.

A prevalência de *P.gingivalis* era de cerca de 60% em doentes com periodontite crónica. Uma maior detecção do genótipo de tipo II *fimA* mostrou uma prevalência de 66,6%. Uma maior prevalência de *fimA do* tipo II sugere que o potencial patogénico desta variante é mais elevado. Isto é semelhante com o estudo de **Amano et al.** [13] que observaram mais de 90% das espécies de *P. gingivalis* em doentes com periodontite crónica eram do tipo II *fimA*. Estes resultados também estão correlacionados com **Zhao et al119,** que observaram *P. gingivalis* com *fimA* tipo II foram mais frequentemente detectados nos 4-6 mm e *> 7 mm* do grupo de profundidade de sondagem & sugeriram que *os genótipos de* fimA tipo II estavam associados ao início & progressão da periodontite em indivíduos chineses. No entanto, os resultados diferem de outros estudos em que a taxa de prevalência foi diferente em 86 doentes com periodontite. **Davila-Perez et al.** [96] e **Missailidis et al.** [89] relataram uma taxa de prevalência do genótipo tipo II *fimA* de 16% e 39,3% respectivamente em doentes com periodontite crónica.

Observou-se uma prevalência de *P.gingivalis de* 40% e a detecção do genótipo *fimA* tipo II em pacientes com diabetes mellitus tipo 2 com periodontite crónica foi de 66,7%. Estes resultados estão de acordo com **Ojima et al.** [16] que observaram uma prevalência de 42,0% na população de Osaka em pacientes do tipo 2 DM com CP, mas difere de **Davila-Perez et al.** [96] que relataram uma taxa de prevalência de 12% em pacientes do tipo 2 diabetes mellitus com periodontite crónica na população mexicana.

CORRELAÇÃO ENTRE DISTRIBUIÇÃO DO TIPO II *fimA* & BLEEDING ON PROBING:

O sinal clínico como a hemorragia na sondagem é geralmente utilizado para facilitar o diagnóstico de periodontite. O BOP também fornece informações sobre o estado actual dos tecidos periodontais. **Socransky et al121** também propuseram que *P. gingivalis, T. forsynthesis* e *T. denticola* pertencem a um complexo estreitamente relacionado, que foi correlacionado com a BOP. Para estudar a relação entre o genótipo de *P. gingivalis* tipo II *fimA* e a hemorragia gengival na sondagem, foi feita uma correlação entre as distribuições do *genótipo de* P. gingivalis tipo II fimA tanto com GI como com SBI.

O índice gengival médio e SBI médio para casos tipo II *fimA +ve* foi superior a -ve casos em todos os grupos, mas as diferenças não foram estatisticamente significativas.

Os resultados sugerem que a prevalência do tipo II *fimA* foi maior nos casos com valores mais elevados de IG & SBI. Isto é semelhante a **Zhao et al119** que observaram que *P.gingivalis* com *fimA* tipo II são mais frequentemente detectados nos locais com hemorragia na sondagem, mas diferentes de **Fujise et al.** [90] Reportaram que os locais positivos de *fimA* tipo I na linha de base foram seguidos por uma percentagem significativamente mais elevada de BOP persistente após o tratamento do que os locais negativos tipo I, enquanto que os locais de tipo Ib & tipo II não o foram.

Em pacientes saudáveis, a prevalência de P. gingivalis é muito maior (68%), mas o tipo II fimA foi detectado apenas em 29,4% dos casos. Estes resultados indicam claramente que existem estirpes de P. gingivalis associadas à doença e à não doença e que áreas subgengivalis saudáveis podem ser colonizadas por clones menos virulentos destas espécies. Mas foi observada uma associação significativa de P. gingivalis em periodontite crónica (60%) com tipo II fimA (66,6%) e em periodontite diabética associada (60%) com tipo II fimA (66,7%). Estes resultados sugeriram que o tipo II fimA era um genótipo associado à doença.

Assim, uma forte relação entre periodontite e P.gingivalis tipo II fimA tem sido sugerida a partir do nosso estudo.

CAPÍTULO-8
<u>CONCLUSÃO</u>

Os dados do nosso estudo referem o seguinte:

1) Parâmetros clínicos como índice de placa, índice gengival foram estatisticamente significativos no Grupo II e no Grupo III sobre o grupo de controlo.

2) O índice de sangramento de Sulcus mostrou um aumento significativo no Grupo II seguido pelo Grupo III e depois pelo grupo de controlo.

3) A profundidade da bolsa de sondagem e o nível de fixação clínica são significativamente mais elevados no Grupo II e no Grupo III sobre o grupo de controlo.

4) A diferença na taxa de prevalência de *P. gingivalis* foi insignificante nos grupos I, II e III.

5) A frequência de detecção de *P. gingivalis* tipo II *fimA* foi mais nos grupos doentes (grupos II e III) do que no grupo de controlo (grupo I) e a diferença foi estatisticamente significativa.

6) O genótipo *fimA* tipo II era mais prevalente em pacientes com escores mais elevados de índice gengival e índice de sangramento do sulco sugerindo uma correlação +ve entre o sangramento na sondagem e esta variante específica de *P. gingivalis*.

Em resumo, no nosso estudo, a menor prevalência de tipo II *fimA* em *P. gingivalis* +ve amostras em grupo saudável sugere a presença de estirpes não associadas à doença de *P. gingivalis* em indivíduos saudáveis. Foi observada uma correlação significativa dos clones de *fimA* do tipo II com o desenvolvimento e a depuração de periodontite em indivíduos sistemicamente saudáveis, bem como em indivíduos do tipo 2 DM, sugerindo que o fimA do tipo II *é uma* estirpe associada à doença.

A *Porphyromonas gingivalis* é considerada como um dos mais importantes agentes patogénicos causadores de periodontite e os seus genes fimA foram classificados de acordo com as variações clonais das suas sequências nucleotídicas em 6 variantes (tipos I a V e Ib). *P. gingivalis* tipo II *fimA* foi considerado como estirpe associada à doença, que é responsável pela patogénese da periodontite crónica. Assim, o presente estudo foi realizado para identificar o genótipo de *Porphyromonas gingivalis tipo* II *fimA* em periodontite crónica saudável, com e sem diabetes mellitus.

Foi seleccionado um total de 75 pacientes que preenchiam os critérios de selecção. Os pacientes foram divididos em 3 grupos constituídos por 25 sujeitos cada. O grupo experimental I consistiu em sujeitos saudáveis, o grupo II teve sujeitos com Periodontite Crónica e o grupo III representou a Periodontite Crónica com diabetes mellitus tipo 2. Após o registo dos parâmetros clínicos, foi recolhida uma amostra de placa subgengival de cada sujeito para a detecção de *P.gingivalis* e genótipo tipo II *fimA*.

Os resultados do nosso estudo observaram que a prevalência de *P.gingivalis* é maior nos grupos saudáveis do que na periodontite crónica seguida de periodontite crónica com diabetes mellitus tipo 2. Mas o genótipo tipo II *fimA* é mais prevalente em periodontite crónica e periodontite crónica associada à DM tipo 2 do que em adultos saudáveis. Os dados do presente estudo também mostram uma relação entre a distribuição do tipo II *fimA* e a hemorragia na sondagem.

Embora ainda sejam necessários estudos que caracterizem factores de virulência e estrutura populacional de P. gingivalis pertencentes a diferentes *genótipos de* fimA, a estreita associação entre P. gingivalis *fimA tipo* II & periodontite sugere que o potencial patogénico desta variante é superior a outras, e pode ajudar a explicar diferentes resultados clínicos das infecções periodontais por P. gingivalis.

Uma maior prevalência igual do genótipo tipo II *fimA* na periodontite crónica com e sem DM sugere que *os clones de* P. gingivalis, mesmo com menor patogenicidade, podem levar à periodontite em pacientes diabéticos. Como os pacientes infectados com *fimA* tipo II dificilmente respondem à terapia periodontal, podem requerer cuidadosa atenção à eliminação bacteriana & gestão periodontal por parte dos periodontistas profissionais.

1. **Holt S.C & Ebersole J.L.** Porphyromonas *gingivalis, Treponema denticola, e* Tannerella *forsythia:*

o complexo vermelho, um protótipo de consórcio polibacteriano patogénico em periodontite. Periodontologia 2000 2005; 38: 72-122.

2. **Socransky SS, Haffajee AD**. A etiologia bacteriana da doença periodontal destrutiva: conceitos actuais. J Periodontol 1992; 63: 322-331.

3. **A Academia Americana de Periodontologia**. A patogénese das doenças periodontais. J Periodontol 1999; 70: 457-470.

4. **Slots J. & Ting M. Aggregatibacter** *actinomycetemcomitans* e Porphyromonas *gingivalis na* doença periodontal humana: ocorrência e tratamento. Periodontologia 2000 1999; 20: 82-121.

5. **Genco RJ**. Visão actual dos factores de risco de doenças periodontais. J Periodontol 1996; 67: 10411049.

6. **Williams RC & Offenbacher S**. Periodontal medicine: o surgimento de um novo ramo da periodontologia. Periodontologia 2000 2000; 23: 9-12.

7. **Taylor G, Burt B, Becker M, Genco R J, Shlossman M, Knowler WC et al. A** diabetes mellitus não dependente de insulina e a progressão da perda óssea alveolar ao longo de 2 anos. J Periodontol 1998; 69: 76-83.

8. **Taylor GW**. Inter-relações bidireccionais entre diabetes e doenças periodontais: uma perspectiva epidemiológica. Anais de Periodontologia 2001; 6: 99-112.

9. **Loe H**. Doença periodontal. A sexta complicação da diabetes mellitus. Diabetes Care 1993; 16, 329-334.

10. **Ozmeric N, Preus HR, Olsena I**. Diversidade genética da *Porphyromonas gingivalis* e a sua possível importância para a patogenicidade. Acta Odontologica Scandinavica 2000; 58(4):183-187.

11. **Hamada S, Amano A, Kimura S, Nakagawa I, Kawabata S, Morisaki I**. A importância das fimbriae na virulência e ecologia de algumas bactérias orais. Oral Microbiol Immunol 1998; 13: 129-138.

12. **Amano A**. Interacção molecular de Porphyromonas gingivalis com células hospedeiras: implicação para a patogénese microbiana da doença periodontal. J Periodontol 2003; 74 : 90-96.

13. **Amano A, Kuboniwa M, Nakagawa A, Akiyama S, Moriaski I, Hamada S**. Prevalência de genótipos específicos de *Porphyromonas gingivalis* fimA & estado de saúde periodontal. J Dent Res 2000; 79(9): 1664-1668.

14. **Nakagawa I, Amano A, Ohara-Nemoto Y, Endoh N, Morisaki I, Kimura S et al**. Identificação de uma nova variante do gene *fimA* de *Porphyromonas gingivalis* e a sua distribuição em adultos e populações deficientes com periodontite. J Periodont Res 2002; 37: 425-432.

15. **Miura M, Hamachi T, Fujise O, Maeda K**. A prevalência e diferenças patogénicas dos genótipos *Porphyromonas gingivalis fimA* em doentes com periodontite agressiva. J Periodont Res 2005; 40: 147-152.

16. **Ojima M, Takeda M, Yoshioka H, Nomura M, Tanaka N, Kato T et al.** Relação das Variações Genotípicas das Bactérias Periodontais com a Periodontite em Pacientes Diabéticos de Tipo 2. Diabetes Care 2005; 28 (2): 433-434.

17. **Haffajee AD, Borgen HH, Feres M, Lopez NJ, Socransky SS.** Microbiota subgengival de sujeitos de periodontite crónica de diferentes localizações geográficas. J Clin Periodontol 2004; 31: 996-1002.

18. **Holt SC, Kesavalu L, Walker S, Genco CA.** Factores de virulência de *Porphyrornonas gingivalis*. Periodontologia 2000 1999; 20: 168-238.

19. **Slots J, Listgarten MA.** *Bacteroides gingivalis, Bacteroides intermedius* e *Aggregatibacter actinomycetemcomitans* em doenças periodontais humanas. J Clin Periodontol 1988; 15 :85-93.

20. **Michael G. Newman, Henry H. Takei, Perry R. Klokkevold.** Periodontologia Clínica Capítulo 17. [10ª] Edição.

21. **Shah HN, Collins MD.** Proposta de reclassificação de *Bacteroides asaccharolyticu* , *Bacteroides gingivalis,* e *Bacteroides endodontalis num* novo género, *Porphyromonas.* Int. J. Syst. Bacteriol. 1988; 38 (1): 128-131.

22. **Shah HN, Williams RAD, Bowden GH, Hardie JM.** Comparação das propriedades bioquímicas de *Bacteroides melaninogenicus* da placa dentária humana e outros locais. J. Appl. Bacteriol. 1976; 41: 473-492.

23. **Finegold SM, Barnes EM.** Relatório do Subcomité Taxonómico do ICSB sobre Varas Anaeróbicas Gram-Negativas. Int. J. Syst. Bacteriol.1977; 27: 388-391.

24. **Shah HN, Collins MD.** Composição de ácido gordo e isoprenoide quinona na classificação de *Bacteroides melaninogenicus* e taxas relacionadas. J. Appl. Bacteriol.1980; 48:75-87.

25. **Van Steenbergen TJM, Van Winkelhoff AJ, Mayrand D, Grenier D, De Graaff J.** *Bacteroides endodontalis* sp. nov., uma espécie de *Bacteroides* asacarolítica pigmentada de preto a partir de canais radiculares dentários infectados. Int. J. Syst. Bacteriol.1984; 34:118-120.

26. **Shah HN, Collins MD.** Genus *Bacteroides:* uma perspectiva quimiotaxonómica. J. Appl. Bacteriol. 1983; 55: 403-416.

27. **Shah HN, Williams RAD.** Padrões de desidrogenase na taxonomia de *Bacteroides.* J. Gen. Microbiol.1982; 128: 2955-2965.

28. **Hammann R, Werner H.** Presença de ácido diaminopimélico em espécies *Bacteroides* negativas de propionato e em algumas estirpes produtoras de ácido butírico. J. Med. Microbiol. 1981; 14: 205-212.

29. **Shah HN, Collins MD.** Proposta para restringir o género *Bacteroides a Bacteroides fragilis* e espécies estreitamente relacionadas. Int. J. Syst. Bacteriol. 1989; 39: 85-87.

30. **Shah HN, Collins MD.** *Prevotella,* um novo género para incluir *Bacteroides melaninogenicus* e espécies afins anteriormente classificadas no género *Bacteroides.* Int. J. Syst. Bacteriol. 1990; 40:

205208.

31. **Jousimies-Somera H, Summanen P.** Recent Taxonomic Changes and Terminology Update of Clinically Significant Anaerobic Gram-Negative Bacteria (Excluindo Spirochetes). Alterações Taxonómicas e Actualização Terminológica 2002; 35 (Suplemento 1): S17.

32. **Darveau RP, Tanner A, Página RC.** O desafio microbiano na periodontite. Periodontol 2000 1997; 14: 12-32.

33. **Neiders ME, Chen PB, Suido H.** Heterogeneidade da virulência entre as estirpes de *Bacteroides gingivalis*. J Periodont Res 1989; 24: 192-198.

34. **Sundqvist G, Figdor D, Hanstrom L, Sorlin S, Sandstrom G.** Phagocytos é e virulência de diferentes estirpes de *Porphyromonas gingivalis*. Scand J Dent Res 1991; 99:117-129.

35. **Grenier D, Mayrand D.** Características seleccionadas de estirpes patogénicas e não patogénicas de *Bacteroides gingivalis*. J Clin Microbiol 1987; 25: 738-740.

36. **Chen PB, Davern LB, Aguirre A.** Infecção experimental *porphyromonas gingivalis* em ratos BALB/c atípicos não imunes. Infect Immun 1991; 59: 4706-4709.

37. **Laine ML, van Winkelhoff AJ.** Virulência de seis serotipos capsulares de *Porphyromonas gingivalis num* modelo de rato. Oral Microbiol Immunol 1998; 13: 322-325.

38. **van Winkelhoff AJ, Appelmelk BJ, Kippuw N, De Graaff J.** K-antigens em *Porphyromonas gingivalis* estão associados à virulência. Oral Microbiol Immunol 1993; 8: 259-265.

39. **Laine ML, Appelmelk BJ, van Winkelhoff AJ.** Prevalência e distribuição de seis serotipos capsulares de *Porphyromonas gingivalis* em doentes com periodontite. J Dent Res 1997; 76: 18401844.

40. **Reynolds HS, Van Winkelhoff AJ, Schifferle RE, Chen PB, Zambon JJ.** Relação do encapsulamento de *Bacteroides gingivalis* com a invasividade. J Dent Res 1989; 68: 328.

41. **Chen PB, Neiders ME, Millar SJ, Reynolds HS, Zambon JJ.** Efeito da imunização na infecção experimental por *Bacteroides gingiualis* num modelo murino. Infect Immun 1987; 55: 25342537.

42. **Mihara J, Holt SC.** Purificação e caracterização do factor de activação do fibroblasto isolado de *Porhyromonas gingivalis* W50. Infect Immun 1993; 61: 588-595.

43. **Mihara J, Miyazawa Y, Holt SC.** Modulação do crescimento e função dos fibroblastos gengivais humanos por factor de activação de fibroblastos derivados de *Porphyrornonas gingivalis* W50. Infect Immun 1993; 61: 596-601.

44. **Mihara J, Yoneda T, Holt SC.** Papel do factor de activação do fibroblasto *derivado de Porphyrornonas gingivalis* na reabsorção óssea. Infect Immun 1993; 61: 3562-3564.

45. **Sojar FIR, Lee J-Y, Bedi GS, Cho M-I, Genco RJ.** Purificação, caracterização e localização de um antígeno de proteína de membrana principal de *Porphyrornonas (Bacteroides) gingivalis*. Biochem Int 1991; 25: 437-446.

46. **Yoshimura F, Watanabe K, Takasawa T, Kawanami M, Kato H.** Purificação e propriedades de

uma proteína principal de 75-kilodalton, antígeno de superfície imunodominante, de anaerobe *Bacteroides gingiualis* oral. Infect Immun 1989; 57: 3646-3652.

47. **Watanabe K, Takasawa T, Yoshimura F, Ozeki M, Kawanami M, Kato H.** Clonagem molecular e expressão de uma importante proteína de superfície (a proteína 75-kDa) de *Porphyromonas (Bacteroides) gingivalis* em *Escherichia coli.* FEMS Microbiol Lett 1992; 92: 47-56.

48. **Cunningham M, Seashore C, Ratcliffe K, Bainbridge B, Aruffo A, DaNeau R.** *Helicobacter pylori* e *Porphyromonas gingivalis* lipopolissaccharides são mal transferidos para CD14 recombinantes solúveis. Infect Immun 1996; 64: 3601-3608

49. **Ogawa T.** Propriedades imunobiológicas de lipídio A quimicamente definido de lipopolissacarídeo de *Porphyromonas (Bacteroides) gingivalis.* Eur J Biochem 1994; 219: 737-742.

50. **Lee J, Sojar H, Bedi G, Genco R.** *Porpkyromonas (Bacteroides) gingivalis* fimbrillin: tamanho, sequência amino-terminal, e heterogeneidade antigénica. Infect Immun 1991; 59: 383-389.

51. **Sojar H, Lee J, Bedi G, Cho M, Genco R.** Purificação, caracterização e imunolocalização da proteína fimbrial de *Porpkyronzonas (Bacteroides) gingiualis.* Biochem Biophys Res Commun 1991; 175: 713-719.

52. **Yoshimura F, Takahashi K, Nodasaka Y, Suzuki T.** Purificação e caracterização de um novo tipo de fimbriae do anaerobe oral *Bacteroides gingivalis.* J Bacteriol 1984; 160: 949957.

53. **Shiokawa H, Suzuki T.** Fimbriae do anaerobe oral *Bacteroides gingivalis:* propriedades físicas, químicas, e imunológicas. J Bacteriol 1985; 163: 730-734.

54. **Amano A, Sharma A, Lee JY, Sojar HT, Raj PA, Genco RJ.** Domínios estruturais de *Porphyromonas gingivalis* recombinant fimbrillin que mediam a ligação à proteína rica em prolina salivar e estatherin. Infect Immun 1996; 64: 1631-1637.

55. **Hamada N, Sojar HT, Cho MI, Genco RJ.** Isolamento e caracterização de uma fimbria menor de *Porphyromonas gingivalis.* Infect Immun 1996; 64: 4788-4794.

56. **Ogawa T, Yasuda K, Yamada K, Mori H, Ochiai K, Hasegawa M.** Caracterização imunoquímica e mapeamento epitopático de uma nova proteína fimbrial (Pg-II fimbria) de *Porphyromonas gingivalis.* FEMS Immunol Med Microbiol 1995; 11: 247-255.

57. **Amano A, Nakagawa I, Okahashi N, Hamada N.** Variações de *Porphyromonas gingivalis* fimbriae em relação à patogénese microbiana. J Periodont Res 2004; 39: 136-142.

58. **Nakagawa I, Amano A, Kimura R, Nakamura T, Kawabata S, Hamada S.** Distribuição e Caracterização Molecular de *Porphyromonas gingivalis* Carregando um Novo Tipo de *FimA* Gene. J Clin Microbiol 2000; 38(5): 1909-1914.

59. **Hamada S, Fujiwara T, Morishima S.** Caracterização molecular e imunológica das fimbriae de *Porphyromonas gingivalis.* Microbiol Immunol 1994; 38: 921-930.

60. **Amano A, Nakagawa I, Kataoka K, Morisaki I, Hamada S.** Distribuição de estirpes de

Porphyromonas gingivalis com genótipos *fimA* em doentes com periodontite. J Clin Microbiol 1999; 37: 14261430.

61. **Hamada N, Watanabe K, Arai M, Hiramine H, Umemoto T.** Produção de citocinas induzida por uma proteína fimbrial 67-kDa de *Porphyromonas gingivalis*. Oral Microbiol Immunol 2002; 17: 197-200.

62. **Umemoto T, Hamada N.** Caracterização de componentes de superfície celular biologicamente activos de um patogéneo periodontal. Os papéis de fimbriae maior e menor de Porphyromonas gingivalis. J Periodontol 2003; 74: 119-122.

63. **Lee J, Sojar H, Bedi G, Genco R.** Os peptídeos sintéticos análogos à sequência de fimbrillin inibem a aderência de *Porphyromonas gingivalis*. Infect Immun 1992; 60: 1662-1670.

64. **Sharma A, Sojar H, Lee J, Genco R.** Expressão de um polipéptido *Porphyromonas gingivalis* fimbrillin funcional em *Escherichia* colt purificação, caracterização físico-química e imunoquímica, e características de ligação. Infect Immun 1993; 61: 3570-3573.

65. **Amano A, Sojar H, Lee J, Sharma A, Levine J, Genco R.** Receptores salivares para fimbrillina recombinante de *Porphyromonas gingivalis*. Infect Immun 1994; 62: 3372-3380.

66. **Dickinson D, Kubiniec M, Yoshimura E Genco R.** Clonagem molecular e sequenciação do gene que codifica a proteína da subunidade fimbrial de *Bacteroides gingivalis*. J Bacteriol 1988; 170: 1658-1665.

67. **Kotani M, Ono H, Shibata H, Okamura Y, Tanaka T, Fujiwara T, Kimura S, Hamada S.** Cysteine protease of *Porphyromonasgingivalis* 381 aumenta a ligação de fimbriae a fibroblastos humanos cultivados e proteínas de matriz. Infect Immun 1996; 64: 756-762.

68. **Tokuda M, Duncan M, Cho MI, Kurarnitsu HK.** Papel da actividade de *Porphyromonas gingivalis* protease na colonização de superfícies orais. Infect Immun 1996; 64: 4067-4073.

69. **Nakayama K, Yoshimura F, Kadowaki T, Yamamoto K.** Envolvimento da cisteína proteinase específica da arginina (Arg-gingipain) na finbriation de *Porphyrornonas gingivalis*. J Bacteriol 1996; 178: 2818-2824.

70. **Imamura T.** O papel das gengipainas na patogénese da doença periodontal. J Periodontol 2003; 74: 111-118.

71. **Masada MP, Persson R, Kenney JS, Lee SW, Page RC, Allison AC.** Medição da interleucina-la e -1в no fluido crevicular gengival: implicações para a patogénese da doença periodontal. J Periodontal Res 1990; 25: 156-163.

72. **Kadowaki T, Yoneda M, Okamoto K, Maeda K, Yamamoto K.** Purificação e caracterização de uma nova arginina específica cisteína proteinase (argingipaína) envolvida na patogénese da doença periodontal a partir do sobrenadante da cultura de *Porphyromonas gingivalis*. J Biol Chem 1994; 269: 21371-21378.

73. **Smalley JW, Birss AJ, Kay HM, McKee AS, Marsh PD.** A distribuição da actividade enzimática

tipo trypsin nas culturas de uma estirpe virulenta e avirulenta de *Bacteroides gingivalis* W50. Oral Microbiol Immunol 1989; 4: 178-181.

74. **Kesavalu L, Holt SC, Ebersole JL.** Actividade protease tipo tripsina de *Porphyromonas gingivalis* como potencial factor de virulência num modelo de lesão murina. Microb Pathog 1996; 20: 1-10.

75. **Potempa J, Pavloff N, Travis J.** *Porphyromonas gingivalis:* Uma auditoria de contabilidade proteinase/gene. Trend Microbiol 1995; 3: 430-434.

76. **Curtis MA, Kuramitsu HK, Lanz M.** Genética molecular e nomenclatura de proteinases de *Porphyromonas gingivalis.* J Periodont Res 1999; 34: 464-472.

77. **Yano-Higuchi K, Takamatsu N, He T, Umeda M, Ishikawa I.** Prevalência de *Bacteroides forsythus, Porphyromonas gingivalis* e *Aggregatibacter actinomycetemitans* na microflora subgengival de pacientes japoneses com periodontite adulta e rapidamente progressiva. J Clin Periodontol 2000; 27: 597-602.

78. **Yuan K, Chang CJ, Hsu PC, Sun HS, Tseng CC, Wang JR.** Detecção de patogénios periodontais putativos na diabetes mellitus não dependente de insulina e na diabetes mellitus não dependente de diabetes por reacção em cadeia da polimerase. J Periodont Res 2001; 36: 18-24.

79. **Amano A, Kishima T, Akiyama S, Nakagawa I, Hamada S, Morisaki I.** Relação das bactérias periodontopáticas com as periodontites precoces na síndrome de Down. J Periodontol 2001; 72: 368-373.

80. **Khlgatian M, Nassar H, Chou H, Gibson FC, Genco CA.** Activação Fimbria-Dependente da Expressão Molecular de Adesão em Células Endotelial *Infectadas por Porphyromonas gingivalis.* Infect Immun 2002; 70 (1): 257-267.

81. **Nassar H, Chou H, Khlgatian M, Gibson FC,** Van Dyke TE, **Genco CA.** Papel para Fimbriae e Lisina-Cisteína Proteinase Gingipaína K específica em Expressão de Interleucina-8 e Proteína Quimiotrativa Monocitária em Células Endotelial *Infectadas por Porphyromonas gingivalis.* Infect Immun 2002; 70 (1): 268-276.

82. **Nakagawa I, Amano A, Kuboniwa M, Nakamura T, Kawabata S, Hamada S.** Diferenças Funcionais entre as Variantes FimA de *Porphyromonas gingivalis* e os seus Efeitos na Adesão e Invasão das Células Epiteliais Humanas. <u>Infect Immun</u> 2002; <u>70(1)</u> : 277-285.

83. **Hintermann E, Haake S K, Christen U, Sharabi A, Quaranta V.** Proteólise Discreta dos Componentes de Contacto Focal e Junção Aderente em *Porphyromonas gingivalis-Infectadas por* Queratinócitos Orais: uma Estratégia para a Adesão Celular e a Migração Desactiva. Infect Immun 2002; 70 (10): 5846-5856.

84. **Yilmaz O, Watanabe K, Lamont RJ.** Envolvimento de integrinas na invasão de ligação por *Porphyromonas gingivalis.* Microbiologia Celular 2002; 4 (5): 305-314

85. **van Winkelhoff AJ, Loos BG, van der Reijden WA, van der Velden U.** *Porphyromonas gingivalis, Bacteroides forsythus* e outros supostos agentes patogénicos periodontais em indivíduos

com e sem destruição periodontal. J Clin Periodontol 2002; 29: 1023-1028.

86. **Beikler T, Peters U, Prajaneh S, Prior K, Ehmke B, Flemmig TF.** Prevalência de genótipos *Porphyromonas gingivalis fimA* em caucasianos. Eur J Oral Sci 2003; 111: 390-394.

87. **Asano H, Ishihara K, Nakagawa T, Yamada S , Okuda K.** Relação entre a transmissão de *Porphyromonas gingivalis* e do tipo *FimA* nos cônjuges. J Periodontol 2003; 74:1355-1360.

88. **Nakano K, Kuboniwa M, Nakagawa I, Yamamura T, Nomura R, Okahashi N et al.** Comparação de alterações inflamatórias causadas por *Porphyromonas gingivalis* com genótipos de *fimA* distintos no modelo de abcesso do rato. Oral Microbiol Immunol 2004; 19:205-209

89. **Missailidis CG, Umeda JE, Ota-Tsuzuki C, Anzai D, Mayer MPA.** Distribuição de genótipos *fimA* de *Porphyromonas gingivalis* em indivíduos com várias condições periodontais. Oral Microbiol Immunol 2004; 19: 224-229.

90. **Fujise O, Miyura M, Hamachi T, Maeda K.** Envolvimento de *Porphyromonas gingivalis* fimA genótipo resultado do tratamento após terapia periodontal não cirúrgica. J Periodontol 2005; 76: 1661-1666.

91. **Promsudthi A, Pimapansri S, Deerochanawong C, Kanchanavasita W.** O efeito da terapia periodontal sobre a diabetes mellitus tipo 2 não controlada em indivíduos mais velhos. Doenças orais 2005; 11: 293-298.

92. **Tamura K, Nakano K, Nomura R, Miyake S, Nakagawa I, Amano A et al.** Distribuição de Genótipos *Porphyromonas gingivalis fimA* em Crianças e Adolescentes Japoneses. J Periodontol 2005; 76: 674-679.

93. **Umeda JE, Missailidis C, Longo PL, Anzai D, Wikstrom M, Mayer MPA.** Adesão e invasão das células epiteliais pelos genótipos fimA de *Porphyromonas gingivalis*. Oral Microbiol Immunol 2006; 21: 415-419.

94. **Inababab H, Kawai S, Kato T, Nakagawa I, Amano A.** Associação entre a morte celular epitelial e a invasão por microesferas conjugada a *Porphyromonas gingivalis* Vesicles com diferentes tipos de Fimbriae. Infect Immun 2006; 74 (1): 734-739.

95. **Nakagawa I, Inaba H, Yamamura T, Kato T, Kawai S, Ooshima TE et al.** Invasão de Células Epiteliais e Proteólise de Componentes de Adesão Focal Celular por Tipos Distintos de *Porphyromonas gingivalis* Fimbriae. Infect Immun 2006; 74 (7): 3773-3782.

96. **Davila-Perez C, Amano A, Alpuche-Solis AG, Patin~o-Marin N, Pontigo-Loyola AP, Hamada S et al.** Distribuição de Genótipos de *Porphyromonas gingivalis* em Pacientes Diabéticos do Tipo 2 com Periodontite no México. J Clin Periodontal 2007; 34: 25-30.

97. **Kato T, Kawai S, Nakano K, Inaba H, Kuboniwa M, Nakagawa I.** A virulência da *Porphyromonas gingivalis* é alterada pela substituição do gene da fimbria por um genótipo diferente. Microbiologia Celular 2007; 9(3): 753-765

98. **Enersen M, Olsen I, Kvalheim O, Caugant DA.** *fimA* Genotypes and Multilocus Sequence Types

of *Porphyromonas gingivalis* from Patients with Periodontitis. J Clin Microbiol 2008; 46 (1): 31-42.

99. **Inaba H, Nakano K, Kato T, Nomura R, Kawai S, Kuboniwa M et al.** Virulência heterogénea e factores relacionados entre os isolados clínicos de *Porphyromonas gingivalis* com fimbriae tipo II. Oral Microbiol Immunol 2008: 23: 29-35.

100. **Enersen M, Olsen I, Caugant DA.** Diversidade Genética de Isolados *Porphyromonas gingivalis* Recuperados de Sítios Únicos "Refractários" da Periodontite. Aplicar o Microbiol Ambiental. 2008; 74(18): 5817-5821.

101. **Nakano K, Inaba H, Nomura R, Nemoto H, Takeuchi H, Yoshioka H et al.** Distribuição de genótipos *Porphyromonas gingivalis fimA* em espécimes cardiovasculares de doentes japoneses. Oral Microbiol Immunol 2008; 23: 170-172.

102. **Silêncio P, Loe H.** Doença periodontal na gravidez. Acta Odontol Scand 1964; 22:121-135.

103. **Loe H, Silness J.** Doença periodontal na gravidez. Acta Odontol Scand 1963; 21:533-551.

104. **Mulhemann H R, Son S .** Gengival Sulcus bleeding: a leading symptom in initial gingivitis, Helv Odontol Acta 1971;15:107, 1971

105. **Academia Americana de Periodontologia.** Documento de posição: epidemiologia das doenças periodontais. J. Periodontol. 1996; 67: 935-945.

106. **Papapanou PN.** Epidemiologia das doenças periodontais. J. Int. Acad. Periodontol. 1999; 4: 110116.

107. **Lamont RJ, Jenkinson HF.** Colonização subgengival por *Porphyromonas gingivalis*. Microbiol oral. Immunol.2000; 15: 341-349.

108. **Genco CA, Van Dyke T, Amar S.** Modelos animais para a doença periodontal *mediada por Porphyromonas gingivalis.* Trends Microbiol.1998; 6: 444-449.

109. **Patterson J, Andriole V.** Infecções do tracto urinário bacteriano na diabetes. Clínica de Doenças Infecciosas da América do Norte 1997; 11: 735-750.

110. **Loos BG, John RP, Laine ML.** Identificação de factores de risco genéticos para periodontite e possíveis mecanismos de acção. J Clin Periodontol 2005; 32 (Sup. 6): 159-179.

111. **Barbour SE, Nakashima K, Zhang J, Tangada S, Hahn C, Schenkein HA, Tew JG.** Tabaco e tabagismo: factores ambientais que modificam a resposta do hospedeiro (sistema imunitário) e têm um impacto na saúde periodontal. Critério Rev Oral Biol Med 1997; 8:437-460.

112. **Armitage GC.** Desenvolvimento de um sistema de classificação para doenças e condições periodontais. Ann Periodontol 1999; 4: 1-6.

113. **Baker PJ, Butler R, Wikesjo UME.** Amostragem bacteriana por pontos de papel absorvente. Um estudo invitro. J Periodontol 1991; 62: 142-146.

114. **Riggio MP, Macfarlane TW, Mackenzie D, Lennon A, Smith AJ, Kinane D.** Comparação da

reacção em cadeia da polimerase e métodos de cultura para detecção de *Aggregatibacter actinomycetemcomitans* e *Porphyromonas gingivalis* em amostra de placa subgengival. J Periodontal Res 1996; 31: 496-501.

115. **Siqueira JF, Rocas IN, Uzeda M, Colombo AP, Santos KRN.** Comparação de 16S rDNA-baseado na PCR e na hibridação DNA-DNA de tabuleiro de controlo para detecção de agentes patogénicos endodônticos seleccionados. J Med Microbiol 2002; 51: 1090-1096.

116. **Muthusamy SK, Vamsi G, Sripriya R, Sehgal PK.** Expressão de Matrix Metalloproteinases (MMP-8 e -9) em Pacientes com e sem Diabetes Mellitus. J Periodontol 2006; 77:1803-1808.

117. **Griffen AL, Becker MR, Lyons SR, Moeschberger ML, Leys EJ.** Prevalência de *Porphyromonas gingivalis* & estado de saúde periodontal. J Clin Microbiol 1998;36: 3239-3242

118. **Yang HW, Huang YF, Chou MY.** Ocorrência de *Porphyromonas gingivalis* & *Tannerella forsynthesis em* indivíduos periodontalmente doentes e saudáveis. J Periodontol 2004;75:1077-83

119. **Zhao L, Wu YF, Meng S, Yang H, OuYang YL, Zhou XD.** Prevalência de genótipos fimA de poprphyromonas gingivalis & estado de saúde periodontal em adultos chineses. J periodont Res 2007; 42: 511-517.

120. **Joshi N, Caputo G, Weitekamp M, Karchmer A.** infecções em doentes com diabetes mellitus. New England Journal of Medicine1999; 341: 1906-1912.

121. Socransky SS, Haffajee AD, Cugini MA, Smith C, Kent RL. Complexos microbianos em placa subgengival. J clin periodontal 1998; 25: 134-144.

ANEXO-I

IDENTIFICAÇÃO DO GENÓTIPO ESPECÍFICO TIPO II FIMA DE *PORPHYROMONAS GENGIVALIS* EM DOENTES SAUDÁVEIS, COM PERIODONTITE CRÓNICA E DIABÉTICOS DE TIPO 2

PERFORMA

Caso nº. :

Nome :	**Idade/Sex :**	
Ocupação :	**O.P. No. :**	
Endereço :	**Número de**	

Queixa principal:

História da Doença Presente:

História Dentária actual:

História médica actual:

Construído:

Proporção corporal: Nutrição:

Decubitus:

Linfadenopatia: Edema:

Pele, cabelo, & unhas: Temperatura: Pressão sanguínea: Respiração:

Hábitos de Higiene Oral:

Exame Oral Extra:
    Simetria do rosto:
    Gânglios linfáticos: TMJ:

Exame intra-oral:
    Mucosa bucal:
    Mucosa labial:
    Língua:
    Chão da boca:
    Paladar:

Estatuto dentário:
    Nº de dentes:
    Dentes em falta:
    Cáries:

Extrusão:

Restauração:

Oclusão:

Diversos:

Estado de Higiene Oral :

Índice da placa (Silness and Loe, 1964):

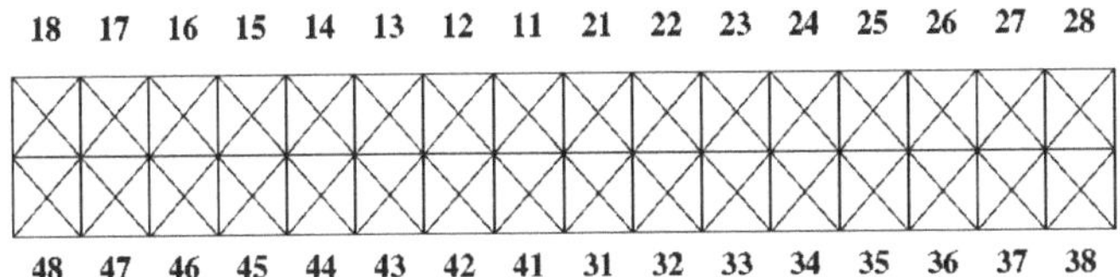

PI
Pontuaçã
o:

Índice Gengival (Loe and Silness, 1963):

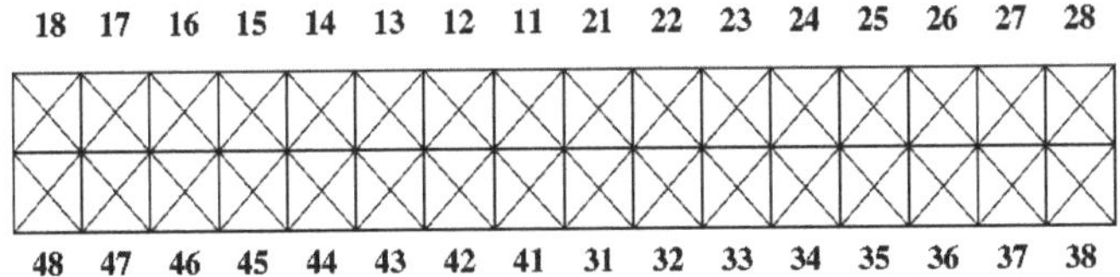

Pontuaçã
o GI:

Sulcus Bleeding Index (Muhlemann and Son, 1971):

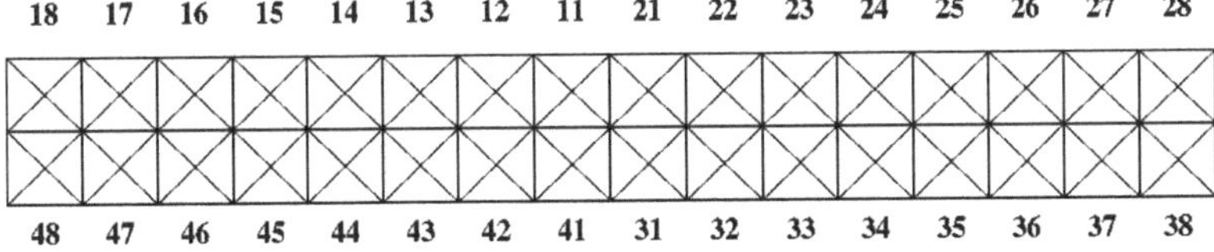

Pontuação
SBI:

Profundidade de apalpação:

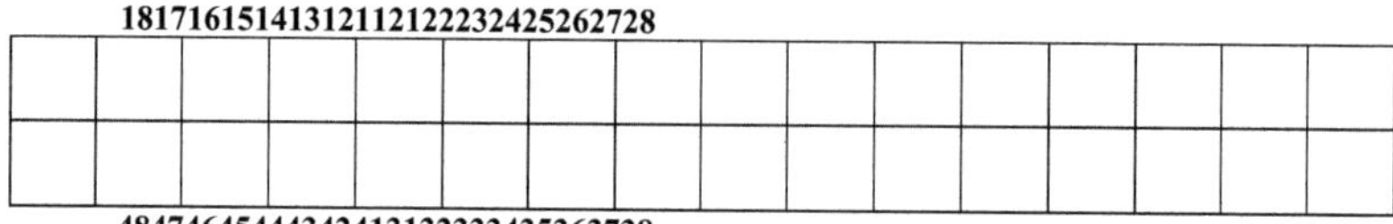

Pontuação da Profundidade da Sondagem:

Nível de Fixação Clínica:

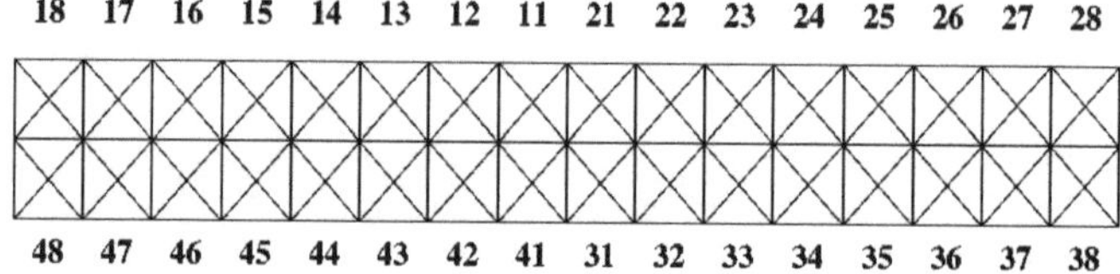

Pontuação de Nível de Fixação Clínica:

INVESTIGAÇÕES RADIOGRÁFICAS:

- PGR
- IOPA

INVESTIGAÇÕES LABORATORIAIS:

DIAGNÓSTICO :

<u>FORMULÁRIO DO CONSENTE</u>

Eu, abaixo assinado, dou o meu consentimento para a actuação que me foi confiada. Estou satisfeito com as informações prestadas sobre este estudo de investigação básica intitulado **"IDENTIFICAÇÃO DE GENÓTIPO ESPECÍFICO TIPO II FIMA DE *PORFIROMONAS GINGIVALIS* EM SAÚDE, PERIODONTITE CRÔNICA E TIPO 2 PATIENTES DIABÉTICOS"** a ser realizado POR **DR. DEEPIKA GARG**. Por este meio dou voluntária e incondicionalmente o meu consentimento, sem qualquer medo ou pressão, em estado mentalmente sadio e consciente, para participar neste estudo.

WITNESS/REPRESENTANTE

SINAL DE
PATIENTE
DATA:

ANEXO-III

<u>ANÁLISE ESTATÍSTICA</u>

FÓRMULAS UTILIZADAS PARA ANÁLISE:

<u>Média</u>

Média, $x = -n$------ $\quad\quad {}_rXi$

> Onde $Xi = 1,2,...n$
>
> n = número total de casos avaliados

<u>Desvio padrão</u>

$$SD = {}^\wedge Z\,(xi\text{-}\,x\sim\,)^2$$

$$n\text{-}1$$

<u>Erro padrão</u>

$$SE = \quad SD$$

<u>Variância</u>

$$Variância = SD2$$

<u>Teste t não reparado</u>

> t = Diferença nos meios
>
> Erro padrão de diferença

<u>**ANOVA unidireccional**</u>

$$F = \frac{\text{Entre variações de grupo}}{\text{Dentro do grupo variância}}$$

<u>**Teste post-hoc de Tukey**</u>

Diferença mais alta significativa, HSD = tuk
T2S2 tuk = valor de tabela

S2 = dentro da variação do grupo

n = tamanho da amostra

<u>**Teste da Praça do Chi**</u>

$$\text{Ro-e)}^2 \, 1$$

O = Observado

E = Valor esperado

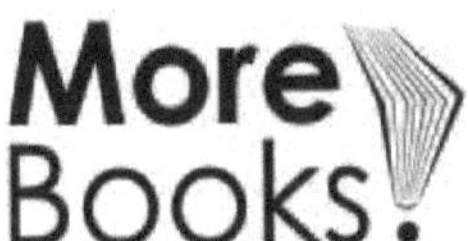

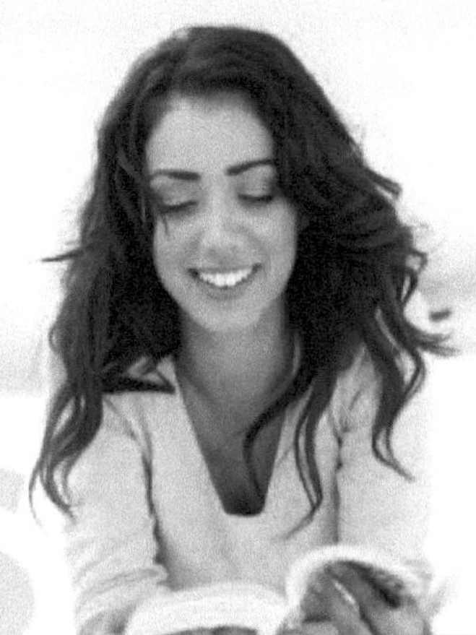

Buy your books fast and straightforward online - at one of world's fastest growing online book stores! Environmentally sound due to Print-on-Demand technologies.

Buy your books online at
www.morebooks.shop

Compre os seus livros mais rápido e diretamente na internet, em uma das livrarias on-line com o maior crescimento no mundo! Produção que protege o meio ambiente através das tecnologias de impressão sob demanda.

Compre os seus livros on-line em
www.morebooks.shop

KS OmniScriptum Publishing
Brivibas gatve 197
LV-1039 Riga, Latvia
Telefax +371 686 204 55

info@omniscriptum.com
www.omniscriptum.com

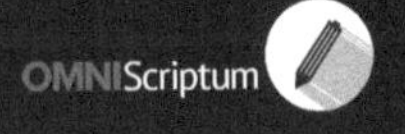

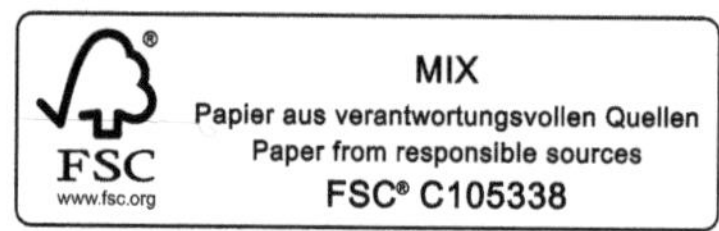

Printed by Books on Demand GmbH, Norderstedt / Germany

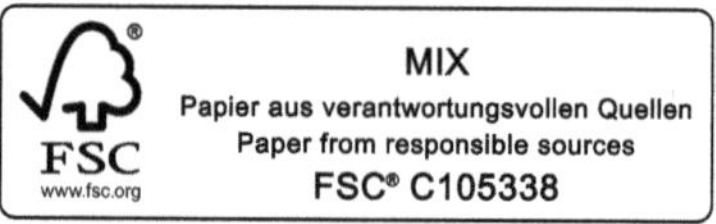

Printed by Books on Demand GmbH, Norderstedt / Germany